Redefluss

„Jeder Mensch ist nicht nur er selber, er ist auch der einmalige, ganz besondere, in jedem Fall wichtige und merkwürdige Punkt, wo die Erscheinungen der Welt sich kreuzen, nur einmal so und nie wieder. Darum ist jedes Menschen Geschichte wichtig, ewig, göttlich, darum ist jeder Mensch, solange er irgend lebt und den Willen der Natur erfüllt, wunderbar und jeder Aufmerksamkeit würdig."

(Hermann Hesse)

Michael Decher

Redefluss

Keine Angst vorm Stottern

Bibliografische Information der Deutschen Bibliothek:

Die Deutsche Bibliothek verzeichnet diese Publikation in der Deutschen Nationalbibliografie; detaillierte bibliografische Daten sind im Internet über <http://dnb.ddb.de> abrufbar.

Alle Rechte vorbehalten

© Michael Decher 2006

Umschlaggestaltung: artur-design.de

Titelfoto: Michael Decher

Herstellung und Verlag: Books on Demand GmbH, Norderstedt

ISBN 3-8334-4409-6

Inhalt

Vorwort 10
Einleitung 13

Die Therapie

I. Der Rahmen 20

1. **Anamnese und Diagnostik, Untersuchungsbögen, Befunde** 20
   Untersuchungs- und Diagnostikbögen, der Befund, In-vivo-Diagnostik

2. **Motivation und Zielbestimmung** 31
   Will ich, was mein Patient will oder soll mein Patient wollen, was ich will...

3. **Anwendung von Medien** 35
   Das Videogerät als unbedingte Notwendigkeit
   Arbeit mit Medien und das Beherrschen der Technik

II. Wahrnehmung und Sensibilisierung 38

1. **Selbstwahrnehmung** 38
   Der Horror beim Ansehen der eigenen Aufnahme
   Selbstwahrnehmung im Alltag
   Körpereigene Vorgänge: Atmung, Spannung, Haltung
   Stottersymptomatik und vegetative Begleiterscheinungen
   Flüssige Passagen
   Wahrnehmung von eigenen Gefühlen und Einstellungen

2.	Gespräche	49
3.	Wissen über menschliche Kommunikation, Fremdwahrnehmung	54

"Normale" Menschen
Reaktionen der Gesprächspartner realistisch einschätzen
Wahrnehmung von Gefühlen Anderer
Selbstsichere Menschen

III.	**Modifikation**	62
1.	**Tonus, Haltung, Atmung**	62

Eutonie, Jacobson Entspannungstraining, Phantasiereisen, Autogenes Training

2.	**Sprechhilfen**	84

Die Liegende Acht und Metronomsprechen
Vokaldehnen
Gliedern mit Pausen
Legatosprechen
Koartikulieren
Stoppen, Pause, Variation
Blockauflösen
Locker Stottern
Anhauchen
Pseudostottern

3.	**Artikulation und Stimme**	112

Korkensprechen und Stimmtraining

4.	**Nonverbale Kommunikation / Nonverbales Verhalten**	

Gestik, Mimik, Pantomime, Blickkontakt, die Mimürfel.............114

**IV. Desensibilisierung und
Selbstsicherheitstraining**......120
Nicht vermeiden – Stottern zeigen / Non-avoidance
Rollenspiele
Stotter- und Spannungshierarchie
Systematische Desensibilisierung
Unempfindlicher werden gegenüber eigenen Unflüssigkeiten
Unempfindlicher werden gegenüber Stress, der vom Zuhörer ausgeht

V. Stabilisierung und Nachsorge......144

1. **In vivo veritas**......144
   In-vivo-Training: Planung, Vorbesprechung, Durchführung, Nachbesprechung
   Das Interview auf der Straße

2. **Spiele mit dem Stottern**......151
   Das Stottern klein machen, versenken oder einsperren

3. **Angehörigenberatung**......157
   Anspruchsniveau der Angehörigen, Arbeitskollegen und Freunde

4. **Selbsthilfe**......160
   Die Möglichkeit, sich auszutauschen
   Hilfe bei Freunden finden – das Mitteilungsbedürfnis befriedigen

5. **Am Ball bleiben**......162
   Nur wer jedes Spiel gewinnt, bleibt ganz oben

6. **Selbsttraining**......167

Therapieverhalten

Berater in Lebensfragen...171

Selbsterfahrung des Therapeuten..172

Ehrgeiz des Therapeuten...172

Von der Hand in den Mund oder: „Schaumermal" 174

Männerthemen..176

Weitere Aspekte

Stottern - eine Sucht?...178

Veränderungen zulassen...181

Elektronische Sprechhilfen...183

Was wünschen sich Stotternde von ihren Mitmenschen?..185

Stationäre und ambulante Therapien..........................187

Faktoren, die den Therapieerfolg im Wesentlichen
beeinflussen können...189

Schlussworte...191

Literaturempfehlungen..193

Vorwort

Meine eigene Stotterkarriere dauerte gerade mal einen halben Tag lang. Es war in der Grundschule, die damals noch Volksschule hieß, wir waren sieben Jahre alt und sein Name war Jürgen. Jürgen war mein stärkster Konkurrent um die Zuneigung von Stefanie, einer großen Blonden mit langen Zöpfen. Jürgen war nicht gerade besonders groß, aber er war ein guter Läufer. Und Jürgen stotterte. Nicht sehr heftig, aber deutlich genug, dass sein Stottern die Aufmerksamkeit der anderen Kinder erzeugte. Und meine. Ich erinnere mich genau, dass ich irgendwann beschloss, auch so zu stottern wie Jürgen. Wegen Stefanie. Wahrscheinlich. Zuhause hörte sich meine Mutter meine wirklich guten Symptome nur einige Sätze lang an und meinte dann *„Das lässt Du bitte bleiben"*. Ganz einfach. Sie wollte nicht wissen, was ich da ausprobierte und warum. Vermutlich fand sie es einfach albern oder es hat sie sonst irgendwie gestört. Also entschloss ich mich, es wieder sein zu lassen. Es gab keine weitere Diskussion darüber und wir haben auch nie mehr darüber gesprochen. Die Motivation, das Stottern zu lernen und gegen den Willen der Eltern aufrecht zu erhalten war wohl nicht groß genug. Es dauerte dann 16 Jahre, bis ich das Stottern wieder richtig lernen durfte, diesmal beruflich. In der Zwischenzeit gab es Felix, meinen besten Freund über viele Jahre, mit dem ich mich sehr verbunden fühlte. Felix stotterte schon immer und wir schworen uns irgendwann, dass er mein erster Patient sein sollte. Wir haben uns nach meiner Ausbildung nie wieder über diese Möglichkeit unterhalten. Freunde therapiert man nicht.

Schon damals in den langen Nächten im Kölner Stadtwald war das Thema Stottern immer mal wieder dran. Anfangs wollte ich es ganz genau wissen, später dann war es mir egal und als meine Eltern mich irgendwann einmal fragten, wie ausgeprägt denn zur Zeit das Stottern von Felix war, da wusste ich es nicht – es war völlig nebensächlich für mich geworden. Es kommt vor, dass ich Felix jahrelang nicht zu Gesicht bekomme, aber jedes Mal, wenn wir uns gesehen haben, war es, als ob ich in einem Buch weiterlese, das ich gerade erst beiseite gelegt habe.

Seit vielen Jahren verbindet mich eine ganz besondere Beziehung mit dem Stottern. Zuerst hat mich der fremde Klang der Symptome gefesselt und wenn Felix die Zähne aufeinander schlug, tat es mir manchmal selber richtig weh. Später wollte ich alles herausfinden, was mit dem Stottern zu tun hat. Nicht mehr, um Felix zu helfen. Aber um Möglichkeiten zu finden, eine Kommunikationsauffälligkeit zu verändern, die so viele Probleme schaffen kann.

Im November 1983 hatte ich in der phoniatrischen Ambulanz der Abteilung für Phoniatrie und Pädaudiologie in Erlangen meine Arbeit als Logopäde begonnen und war mit der Untersuchung und Behandlung aller logopädischen Felder betraut. Mitte 1985 fand ich mich vor einem Kurs von Studierenden der Logopädie, denen ich etwas zum Thema Stottern beibringen sollte. Schon bald war klar, dass es zwei Bücher gab, die ich den Studierenden als Standardlektüre empfahl, sozusagen als Muss, bevor mit der Therapie begonnen werden konnte: *Die Behandlung des Stotterns* von Charles van Riper und *Zum Beispiel Stottern* von Wolfgang Wendlandt. Während das Wendlandt-Buch flüssig und rasch lesbar ist – sozusagen unter dem Kopfkissen an einem Wochenende – bekam ich von meinen Studierenden immer wieder den Hinweis, „der van Riper" sei „doch etwas mühsam zu lesen."
Bei der Lektüre von weiterer Literatur zum Thema Stottern ist mir in der Vergangenheit dann häufig eine gewisse Liebe zum Detail, zur Theorie und zur Verwissenschaftlichung vieler Autoren und Autorinnen aufgefallen. Es gab selten einmal ein Buch, das man so richtig flüssig durchlesen wollte und konnte und das leicht verständlich geschrieben war. Ich wollte meinen Studierenden aber einen mühelos zu lesenden und zu verstehenden Text zur Therapie des Stotterns präsentieren, und einen Einstieg in die Materie ermöglichen, der Lust auf die Arbeit mit Stotternden macht und nicht davor abschreckt: aus der Praxis für die Praxis! So habe ich mich irgendwann hingesetzt und angefangen zu schreiben. Über die Jahre entstand ein umfangreiches Manuskript, das die Studierenden jeweils in der aktuellen Fassung als Begleitbuch zum Unterricht erhalten. Immer wieder wurde gestrichen und hinzugefügt, und das Manuskript wurde kopiert und weiterverwendet – sogar als

Unterrichtsmaterial an einer anderen Logopädieschule (übrigens ohne mich zu fragen).

Nun ist es für mich an der Zeit, eine Buchversion von diesem Manuskript herauszugeben – keine wissenschaftliche Veröffentlichung, sondern ein Extrakt meiner praktischen Arbeit. In diesem Buch geht es um die Behandlung des Stotterns bei Jugendlichen ab etwa 12 Jahren und bei Erwachsenen. Vieles auf den folgenden Seiten basiert auf Bewährtem, manches ist neu hinzugekommen, so dass ein Ratgeber entstanden ist, der dem Therapieeinsteiger und dem Betroffenen eine Quelle des Denkens und Schaffens sein kann, sei es, dass etwas Neues angeregt wird oder dass Bekanntes auf seine Effektivität hin überprüft werden muss. In dieser Arbeit sollen aber nicht nur Interventionsmöglichkeiten aufgezeigt werden, sondern auch Gedanken, die zunächst nicht zwingend mit der Kommunikationsstörung Stottern in Verbindung gebracht werden.

Das Manuskript hat sich als Einstieg für meine Studierenden und als Anregung für meine Patienten bewährt, die es nach der Behandlung von mir bekommen (haben) – so wünsche ich dem Buch, dass es viele Leserinnen und Leser findet, die von der Lektüre beruflich oder persönlich profitieren.

Damit der Text flüssig lesbar ist, habe ich weitgehend auf die üblichen Fußnoten und Textangaben verzichtet. Aus dem gleichen Grund wird fortan von Therapeuten, Psychologen, Logopäden oder Ärzten gesprochen. Ich bitte meine Kolleg**innen**, es mir nachzusehen, wenn ich deshalb auf die „Innen-Form" verzichte.

Köln und Erlangen im Dezember 2005

Einleitung

In der Therapie des Stotterns ist es selten so, dass einzelne Therapiebausteine voneinander abgegrenzt zum Einsatz kommen. Was beim Anwenden ganz logisch ineinander übergreift, kann in Buchform natürlich nur nacheinander beschrieben werden. Ich möchte darauf hinweisen, dass in einer typisch ablaufenden Therapie nur die Inhalte von Kapitel I am Anfang stehen. Die Inhalte der Kapitel II bis V im Therapieteil vermischen sich sehr häufig im Therapiealltag. Dennoch musste ich sie natürlich in eine gewisse Reihenfolge bringen.

Stottern – was ist das überhaupt? Jeder glaubt zu wissen, was Stottern ist, und dennoch habe ich in meiner bisherigen Praxis noch selten zwei Stotternde erlebt, die auf die gleiche Weise stottern. Überaus detailreich zeigen sich Sprech- und Atemauffälligkeiten, die zusammengefasst als Stottern benannt werden. In meiner praktischen Arbeit habe ich Patienten mit bizarrer Symptomatik und wundersamer Sekundärsymptomatik kennen gelernt. Nicht alle litten unter einer Redeflussstörung, die nach außen hin hörbar war, und hin und wieder tauchte ein Patient auf, der sein Stottern nur innerlich spürte – selbst seitens des Therapeuten war kaum etwas Auffälliges zu hören.

Stottern – das ist eine Kommunikationsstörung, die den Fluss der gesprochenen Sprache stört und die für den Zuhörer meist deutlich hörbar ist, allerdings auch nach außen hin völlig unbemerkt bleiben kann. Stockungen sind oft mit einem Pressen verbunden, das den Stimmklang verändert und auch von Atemauffälligkeiten begleitet werden kann. Stottern ist ein Nicht-mehr-weiter-Können, obwohl dem Betroffenen klar ist, was er sagen will. In vielen Fällen einer solchen Sprechblockierung kommen vegetative Begleiterscheinungen hinzu, so dass dem Blockierten etwa der Schweiß ausbricht, er errötet oder Magenverkrampfungen auftreten. Weiterhin treten bei Stotternden in unterschiedlicher Ausprägung Vermeideverhalten und Sprechängste auf.

Die genannten Merkmale beschreiben einen Sprecher mit einem ziemlich angespannten Stottern, es gibt aber auch Gelegenheiten im Leben vieler Flüssigsprecher, in denen zumindest Anteile dieser beschriebenen Symptomatik auftauchen können. Beispiele dafür sind: erster Kontakt mit einem in Frage kommenden zukünftigen Partner, überraschender Gesprächskontakt mit einer Autoritätsperson oder auch Lampenfieber. An vegetativen Begleiterscheinungen könnte man in diesen Situationen einen erhöhten Blutdruck und Pulsschlag, Fluchttendenzen sowie möglicherweise Magensensationen feststellen – alles Symptome, die Stotternde auch haben.

Die Bezeichnungen klonisches und tonisches Stottern (Klonus = Schüttelkrampf, Tonus = Spannung) werden immer weniger verwendet. Stattdessen verwenden wir die Begriffe *Wiederholungen*, *Dehnungen* und *Blockierungen*. Alle derartigen Symptome können mehr oder weniger stark angespannt sein. Stotternde mit Laut-, Silben- oder Wortwiederholungen werden auch heute noch in Filmen dargestellt, um den Betroffenen als etwas dümmlichen Zeitgenossen zu illustrieren – eine Tatsache, über die die meisten Stotternden gar nicht so recht lachen können. Es gibt so manchen Stotternden, der glaubt, nur diese Wiederholungen machten das Stottern aus, er selbst aber leide ja nicht unter Stottern, sondern unter einem „Sprachproblem", einem „Verhaspeln" oder „Stolpern". Doch dazu später noch mehr.

In der Entwicklung vieler Kinder gibt es typischerweise im Alter von drei bis sechs Jahren Phasen von mehr oder weniger deutlichen Unflüssigkeiten. Diese Unflüssigkeiten sind nicht angespannt, und scheinen dem Kind nicht sonderlich aufzufallen, zumindest stören sie nicht weiter. Sie bestehen hauptsächlich aus lockeren Wiederholungen von Lauten, Silben, Worten oder Satzteilen. Da diese Phase bei so vielen Kindern auftritt, nennt man diese Wiederholungen auch physiologisch – also quasi normal. Diese Sprechunflüssigkeiten verschwinden beim allergrößten Anteil der Kinder wieder von selbst. Während die normalen Redeunflüssigkeiten bei Jungen und Mädchen etwa gleich häufig vorkommen, bilden sich diese Unflüssigkeiten bei westlich mehr Mädchen als Jungen vollständig zurück (Sandrieser 2003). Etwa 1% der Kinder schließlich entwickelt ein chronisches Stottern, und nun sind Jungen zu einem wesentlich höheren Prozentsatz beteiligt. 44 von 55 meiner Patienten der letzten Jahre waren Buben oder Männer (80%).

Über die lockeren Wiederholungen hinaus bilden sich schließlich stärkere Anspannungen. In der üblichen Entwicklung eines Stotterns beginnt der Stotternde nun durch ein entstehendes Störungsbewusstsein häufig Versuche zu unternehmen, diese Wiederholungen zu kaschieren und zu verbergen. In diesem Bemühen bildet sich dann ein stärker angespanntes Stottern heraus: unterschiedlich lange Dehnungen von Lauten, relativ lang andauernde Verkrampfungen der Sprechmuskulatur, stummes Pressen oder Pressen mit hörbaren Stimmgebungsversuchen, auch Blockierung oder Block genannt.

In seiner vollständigen Ausprägung beinhaltet das Stottern dann häufig noch begleitende Elemente, die Sekundärsymptomatik bzw. Begleitsymptomatik genannt werden. Wir hören sprachliche Reaktionen wie Wiederholungen von Lauten, Silben, Wörtern oder ganzen Satzteilen, Floskeln (z.B. „Wie soll ich sagen"), Sprechunterbrechungen und Neuversuche, Interjektionen (z.B. „ähh" oder „hmm") und die Verwendung von Synonymen (z.B. „Orange" statt „Apfelsine" oder „Ausdruck" statt „Wort").
Weiterhin sehen wir nicht-sprachliche Reaktionen wie Mitbewegungen der Gesichts- und Halsmuskulatur, der Extremitäten oder des ganzen Körpers, Starterbewegungen (z.B. mit der Hand auf das Bein schlagen), Atemauffälligkeiten wie Sprechen auf der Restluft, Luftvorschieben (die Luft wird schwallartig ausgeatmet, bevor gesprochen wird), inspiratorisches Sprechen (Sprechen beim Einatmen) und paradoxe Atembewegungen (Bauch sinkt bei der Einatmung tief ein).
Bei vielen Stotternden treten zusätzlich noch vegetative Begleiterscheinungen wie Erröten, Schwitzen, Übelkeit oder Zittern auf. Begleitet wird diese Symptomatik oft von einem durch Sprechängste ausgelösten Vermeideverhalten bezogen auf Laute, Wörter, Personen oder Situationen.

Absolut flüssiges Sprechen ist außer von Nachrichtensprechern von kaum jemandem möglich. Alle sogenannten Flüssigsprecher haben Stockungen in der Rede, brechen schon mal den Satz ab oder stellen ihn um und verwenden Umgehungsstrategien in Form von Neuformulierungen. Allerdings treten diese Sprech-/Sprachunregelmäßigkeiten nicht ständig auf, sondern nur gelegentlich. Und: diese Sprecher leiden nicht darunter! Jemand, der die eben beschriebenen Auffälligkeiten dagegen häufiger an sich feststellt und beginnt zu registrieren, was er da macht, wird irgendwann ein Störungsbewusstsein entwickeln – das Gefühl, dass etwas mit ihm nicht stimmt. Ab diesem Moment ist auch der Nährboden für einen Leidensdruck gegeben, der sich aus dem Störungsbewusstsein heraus entwickeln kann. Schlussendlich unterhält sich die Sprechstörung von selbst – auftretende Redeunflüssigkeiten werden registriert und bewertet. Als nächstes taucht die Angst vor weiteren Stockungen auf, die dann ihrerseits wieder zu weiteren Unterbrechungen im Redefluss führt – das Stottern ist da! Nicht umsonst sagt man auch: *Stottern ist die Angst vor dem Stottern.*

Oft werden Stotternde von ihren Kameraden wegen ihrer Sprechauffälligkeit ausgelacht und von Verwandten geschnitten, bevormundet oder vernachlässigt. Mir haben jedoch auch viele Stotternde berichtet, dass sie gegenwärtig wegen ihrer Sprechauffälligkeiten wenige oder sogar keinerlei Einschränkungen erfahren und sie auch nicht in der Vergangenheit erfahren haben. Und mancher kräftig gebaute Stotternder wurde zu Beginn seiner Schulzeit nur ein- oder zweimal von einzelnen Mitschülern gehänselt – und konnte die Hänseleien dann gleich mit „schlagenden Argumenten" dauerhaft beenden.

Es gibt wenige Arten von Kommunikationsstörungen, bei denen Laien so unsicher sind wie beim Stottern. Nicht selten habe ich schon gehört, dass man geschwind zur Seite schauen soll, wenn der Stotternde sein Stottern erklingen lässt. Die Verkäuferin im Bäckerladen schaut unsicher errötend zu Boden und der Grieche im Feinkostladen erhöht sein hastiges Sprechtempo nochmals, wenn einer meiner Patienten bei ihm etwas bestellt und dabei ins Stottern gerät.

Insgesamt bemerkenswert ist, dass der Fluss der gesprochenen Sprache bei der überwiegenden Mehrzahl der Stotternden nur in Gesprächssituationen mit Menschen, die ein bestimmtes Alter erreicht haben, gestört ist. Nahezu alle der bislang von mir Befragten meinten, im „Gespräch" mit ganz kleinen Kindern und Babys nicht zu stottern. Ebenso tritt Stottern fast nie im Selbstgespräch sowie beim Sprechen mit Tieren auf.

Ein hilfreicher Arbeitsansatz über die Entstehung des Stotterns ist das „Anforderungs- und Kapazitätenmodell" des Amerikaners C. W. Starkweather. In diesem Modell wird davon ausgegangen, dass jedes Kind seine eigenen persönlichen Kompetenzen, nicht nur sprachlicher Natur, hat, die den Anforderungen der Umwelt entweder entsprechen oder für diese nicht ausgeprägt genug sind. Kinder mit einer hohen sprachlichen Kompetenz und emotionalen Stabilität können auch bei hohen kommunikativen Anforderungen störungsfrei bestehen, während Kinder mit gering ausgeprägten Kompetenzen bereits bei normalen kommunikativen Anforderungen mit einem Stottern reagieren können. Ich empfinde dieses Modell als besonders hilfreich, wenn es darum geht, mit Eltern zusammen zu arbeiten. Jahrelang wurden die Eltern für das Entstehen des Stotterns ihrer Kinder zumindest teilweise verantwortlich gemacht und damit wurde sicher viel unnötiges Leid geschaffen. Es gibt Untersuchungen, die darauf hinweisen, dass das Erziehungsverhalten von Eltern stotternder Kinder nicht signifikant von dem der Eltern nicht stotternder Kinder abweicht – eine trotz allem doch irgendwie beruhigende Tatsache (Johannsen/Schulze 1993). Gegenteilige Untersuchungsberichte zitiert Kollbrunner (2004), indem er den Müttern stotternder Kinder häufigere versteckte Zurückweisungen als denjenigen nicht-stotternder Kinder bescheinigt. Außerdem weist er auf die Wichtigkeit der Klärung einer generationenübergreifenden Geschichte des Stotterns hin – bis hin zu den Großeltern.

Verschiedene Autoren fanden einen Hinweis auf eine Vererblichkeit des Stotterns, zumindest zu einer Disposition. So sollen sich in bis zu 40% der Familien von Stotternden ebenfalls stotternde Angehörige befinden. Aus den Akten von 38 stotternden Patienten (29 Männer, 9 Frauen) der letzten Jahre konnte ich entnehmen, dass in knapp 24% der Fälle Stottern in der Verwandtschaft auftrat (9 Personen, davon 8 Männer). Bei vier Personen war es der Vater, der gestottert hat, bei zwei Stotternden waren es mehrere Geschwister. Bei einem Patienten war es der Zwillingsbruder und bei einem Stotternden ein Bruder und ein Bruder der Mutter. Ein Patient hatte einen stotternden Cousin sowie eine stotternde Großmutter. Unter allen Patienten war nur eine einzige Frau mit einem Stottern in der Verwandtschaft. Sie berichtete von mehreren stotternden Brüdern und Schwestern.

Irgendwie scheint es schon seit geraumer Zeit nicht so recht möglich zu sein, <u>die</u> Ursache für die Entstehung des Stotterns zu finden. Da behauptet der eine dieses und der nächste jenes und widerlegt Untersuchungsergebnisse mit eigenen, anderen Schlussfolgerungen. Vielleicht wäre es besser, wir würden die Tatsache akzeptieren, dass jemand stottert und weniger versuchen, ohne Unterlass darin herumzugraben, warum er denn stottert. Auch im sonstigen Leben existieren bisweilen Umstände, die nicht zu verstehen, sondern einfach nur zu akzeptieren sind.

Bei einzelnen Stotternden kann das Kommunikationsproblem derart heftig auftreten, dass der eine oder andere es vorzieht, sich von der Gesellschaft zu isolieren. Während einer Urlaubsreise habe ich auf der Insel La Gomera von einem Stotternden gehört, der sich in eine Höhle am Meer zurückgezogen hatte. Diese Höhle konnte man nur bei niedrigem Wasserstand erreichen. Er lebte dort von der Außenwelt nahezu abgeschnitten ohne Strom und musste sich sein Trinkwasser und die Nahrung im fünf Kilometer entfernten Dorf holen. Dieser Mann war nach dem Hörensagen zufrieden mit seinem Leben, solange ihn niemand in seiner Einsamkeit störte. Der Reiz war groß, ihn persönlich danach zu fragen, aber ich hätte genau das intendiert, wovor dieser Eremit geflüchtet war – nämlich in Kommunikation zu treten und dann auch noch über sein Stottern zu sprechen. So ließ ich es bleiben.

Bei einem zunächst offeneren und kommunikativeren Stotternden stellte sich heraus, dass er immer dann stotterte, wenn er keine Lust hatte, mit den Leuten, in diesem Fall seinen Patienten, denn er war Arzt, zu reden. Er hatte sich von seinem Vater für dieses Studium überreden lassen, da er einen sehr guten Schulabschluss hatte. So begann er, Medizin zu studieren, obwohl er viel lieber Goldschmied geworden wäre. Nach langen Gesprächen fand dieser Patient für sich heraus, dass er immer dann flüssig sprechen konnte, wenn er wollte, nur wollte er nicht immer. Bedauerlicherweise wurden einzelne seiner Patienten vor ihrer Behandlung nicht immer ausführlich genug aufgeklärt.

Die Therapie

I. Der Rahmen

1. Anamnese und Befund

Der Schweregrad einer Kommunikationsstörung lässt sich meiner Meinung nach nicht zufriedenstellend mit Ereignissen pro Zeiteinheit beschreiben, sondern recht gut intuitiv festlegen. Maße lassen sich in diesem Falle nicht so leicht anlegen, wie zum Beispiel im Falle einer Aphasieerkrankung, wo der Schweregrad anhand eines normierten Tests leichter bestimmt werden kann.

Um die Einteilung nicht zu kompliziert zu machen, genügt es, von einem ==leichten, mittelschweren oder schweren Stottern== zu sprechen und dabei die Einschätzung des Patienten nicht unberücksichtigt zu lassen. Es gibt Beurteilungs- und Bewertungsbögen, die ein Stottern bei einer bestimmten Auftretenshäufigkeit als leicht, mittel oder schwer einstufen, aber ich erkenne keinen praktischen Nutzen darin und verwende sie daher nicht.

Hat der Untersucher den Eindruck, es handelt sich um eine schwere, deutliche Kommunikationsstörung, so diagnostiziert er ein schweres Stottern. Hat er dagegen den Eindruck gewonnen, sein Patient weist eine relativ leichte Form von Stottern auf, so beschreibt er es als leichtes Stottern

Natürlich kann der Untersucher für eigene statistische Zwecke oder für eine eigene Einteilung Schweregrade des Stotterns ausrechnen. Auch für Ausbildungszwecke mögen solche Einteilungen einen Sinn haben. Dennoch verzichte ich meist gerne auf das Auszählen von Symptomen pro Minute und lege den Schweregrad des Stotterns subjektiv fest. Es stimmen die meisten Untersucher darin überein, ob es sich um eine leichte, mittlere oder schwere Form des Stotterns handelt. Solche Einteilungen sollten nur für den Untersucher gelten. Es gibt eine ganze Menge Stotternder, die eine relativ geringe Ausprägung der Kommunikationsstörung haben, jedoch ganz erheblich darunter leiden. Haben diese also ein leichtes Stottern, wenn sie stark darunter leiden? Wichtig erscheint mir, die Persönlichkeit des Patienten dabei nicht aus den Augen zu verlieren.

Wenn wir uns daran halten, dürfen wir auch leichte, mittlere und schwere Blockierungen mit oder ohne Synonymverwendungen und mit oder ohne Blickabwenden pro Minute auszählen, um eines Tages dann eine Therapieeffektivitätskontrolle anhand prozentualer Verringerung dieser oder jener Symptomatik feststellen zu können ☺

Es gab in der letzten Zeit Bemühungen, Computer zur Diagnostik des Stotterns hinzuzuziehen. Am Erlanger Lehrstuhl für Mustererkennung wurde in Zusammenarbeit mit dem Fraunhofer Institut für Integrierte Schaltungen und der Berufsfachschule für Logopädie im Jahr 2000 ein Computerprogramm entwickelt, das Stottersymptome erkennen kann. Zumindest bei Überprüfung von Standardtexten ist der Rechner inzwischen in der Lage, Stottersymptome relativ genau zu erkennen, allerdings funktioniert das System bislang nur in Verbindung mit lautem Vorlesen. Stotterelemente in der freien Rede kann der Rechner noch nicht erkennen. Außerdem bleibt natürlich die Tatsache, dass nicht eben wenige Stotternde beim Lesen gar nicht stottern, unberücksichtigt.

Zu Beginn der Therapie wird eine Anamnese erhoben, in der viele allgemeine und (noch) relativ wenige spezielle Fragen an den Stotternden gerichtet werden. Diese Situation ist so neu und für die meisten Menschen so sonderbar, dass eine wirklich intensive Befragung deutlich verfrüht wäre. In der folgenden Zeit des gemeinsamen Arbeitens besteht noch genügend Zeit, über Inhalte zu sprechen, die ein Stotternder auch einem Therapeuten nicht in der ersten Sitzung anvertrauen würde.

Von Bedeutung ist, sich gleich zu Beginn der Therapie mit dem Videogerät vertraut zu machen, einem für beide Seiten wirklich wertvollen Hilfsmittel in der Behandlung des Stotterns. Zwar äußern manche Patienten gewisse Bedenken dagegen, bereits in der ersten Stunde mit einer Videokamera gefilmt zu werden, sie verstehen aber meistens, dass Aufnahmen von Kommunikationsverhalten besonders wichtig sind, um später sehen beziehungsweise hören zu können, welche Art von Stottern sie produzieren und um auch zukünftig festzustellen, ob gewisse Fortschritte erzielt werden konnten.

Wer kein Videogerät besitzt, sollte sich überlegen, wo er baldmöglichst eines herbekommt und sollte zumindest ein Tonbandgerät verwenden.

Im Folgenden werden die derzeit an der Berufsfachschule für Logopädie in Erlangen verwendeten Anamnese- und Diagnostikbögen vorgestellt. Nicht bei jeder Frage ist der Hintergrund sofort erkennbar, und ich frage mich immer wieder, ob die Fragen nach den „Genüssen" Rauchen und Alkohol wirklich so wichtig sind. Auf der anderen Seite habe ich das Bedürfnis, in dieser und in den folgenden Stunden meinen Patienten so gut wie möglich kennen zu lernen und dazu gehört nun einmal auch, zu wissen, ob er Raucher ist und wie stark sein Alkoholkonsum ist, zumal bei der Beantwortung der zweiten Frage auch gleich von Interesse ist, ob die Stottersymptomatik mit Alkoholkonsum steigt oder sinkt. Weiterhin möchte ich auf das Kapitel „Stottern – eine Sucht?" (1. Kapitel im Teil *Weitere Aspekte*) hinweisen, in dem Parallelen zwischen Suchtverhalten und Stottern angesprochen werden.

Für die Durchführung mancher Übungen ist es wichtig, über Probleme mit der Wirbelsäule Bescheid zu wissen – ich hatte einmal einen 13-jährigen Buben in Behandlung, der sich von Beginn an bei Körperauflageübungen stark verkrampfte, anstatt sich zu entspannen. Erst nach einigen Stunden gab er zu, dass er eine schmerzhafte Wirbelsäulenveränderung habe, die ihm peinlich war und die regelmäßig krankengymnastisch betreut werden musste. Seither kläre ich immer die Fragen nach dem Befinden und dem Zustand der Wirbelsäule, auch wenn es dem Patienten etwas merkwürdig erscheint, eine solche Frage gestellt zu bekommen, wo er doch wegen des Sprechens da ist und nicht wegen der Haltung.

Auch die Sehfähigkeit ist von Bedeutung, da innerhalb einer gewissen Therapiephase mit Lesetexten gearbeitet werden kann. Selbst die Frage, ob ein Patient ausreichend lange schläft, ist nicht unwichtig. Viele Patienten berichteten, dass ihre Symptomatik etwas leichter erschien, wenn sie vorher ausreichend lange geschlafen hatten. Genauso berichteten dieselben Patienten über eine Symptomverstärkung, wenn sie kürzer als normal geschlafen hatten. „Normal" kann in diesem Fall nicht eine bestimmte Zeitdauer heißen, sondern muss individuell abgeklärt werden.

Die meisten Fragen dieses Fragebogens erklären sich von selbst; hinzugefügt werden muss noch, dass Seite 4 des Bogens, erster Teil der Diagnostik, vom Therapeuten allein und Seite 5 gemeinsam mit dem Patienten ausgefüllt werden.

Datum: ....
Untersucher: ....

ANAMNESE

Name: ....geb.: ....
Straße:..Wohnort:..
Tel.: ....(berufl./privat/Handy)
Beruf: ....eMail:..

Überweisender Arzt: ....Krankenkasse: ....

Grund der Vorstellung:
....
....
....

Aus eigenem/fremden Antrieb:
....
....
....

I. STOTTERSYMPTOMATIK

Beginn des Stotterns mit Symptomatik:
....
....
....

Reaktion der Umwelt (damals/heute):
....
....
....

Andere Schwierigkeiten/Einwirkungen (damals/heute):
....
....
....

Verlauf des Stotterns:
....
....
....

In welchen Situationen starke Symptomatik ?
....
....

Wann weniger stark ?
....
....

Bisherige Therapieerfahrungen/Erfolge:
....
....

Eigentherapie/Strategien:
....
....

Selbsteinschätzung

Beschreibung des eigenen Sprechens:
....
....

Sekundärsymptomatik:
....
....

Leidensdruck:
....
....

Vermutete Ursache des Stotterns:
....
....

Therapieziel des Patienten:
....
....

II. SOZIALANAMNESE

Schul- und Berufsausbildung:
....
....

Familienstruktur:
....
....

Wohnverhältnisse:
....
....

Schwierigkeiten in der Schule/Beruf/Freundeskreis/Familie:
....
....
....

Freizeitgestaltung, Hobbies:
....
....

Sonstiges:
....
....
....

III. ALLGEMEIN

Erkrankungen, Unfälle, Operationen:
....
....
....

Wirbelsäule/Hören/Sehen:
....
....

Medikamente: ....Schlaf: ....
Rauchen: ....Alkohol: ....

Sprach-/Sprechauffälligkeiten in der Familie:
....
....

Händigkeit:
....

LOGOPÄDISCHE DIAGNOSTIK

☐ Stottern ☐ Poltern
☐ Wiederholungen ☐ Dehnungen ☐ Blockierungen

Stottersymptomatik: ....
....
....
....

Sekundärsymptomatik und Vermeideverhalten:
....
....
....

Störungsbewusstsein und Leidensdruck:
....
....

Atmung und Stimme:
....
....
....

Sprechgeschwindigkeit und Artikulation:
....
....

Körperspannung und Haltung:
....
....

Einsatz von Gestik / Mimik:
....
....

Bemerkungen (Anspruchsniveau, Informationsstand, Kontakt, Offenheit usw.):
....
....
....
....

Vorschläge für die Therapiezielfindung:
....
....
....
....

Änderung der Symptomatik

	viel stärker	stärker	gleich	leichter	viel leichter
bei Alkoholgenuss	O	O	O	O	O
beim Singen	O	O	O	O	O
im Selbstgespräch	O	O	O	O	O
beim Reihensprechen	O	O	O	O	O
beim Nachsprechen	O	O	O	O	O
beim Vorlesen	O	O	O	O	O
beim Flüstern	O	O	O	O	O
mit Legatosprechen	O	O	O	O	O
sehr schnell	O	O	O	O	O
sehr langsam	O	O	O	O	O
mit Vokaldehnen	O	O	O	O	O
mit Metronomsprechen	O	O	O	O	O
mit ∞	O	O	O	O	O
deutlich artikulieren	O	O	O	O	O
sehr undeutlich	O	O	O	O	O
laut	O	O	O	O	O
leise	O	O	O	O	O
Gliedern mit Pausen	O	O	O	O	O
Synchronsprechen	O	O	O	O	O
Flüssig auf Aufforderung	O	O	O	O	O
In einer Fremdsprache	O	O	O	O	O

....
....
....
....

Ergebnisse der In-vivo-
Diagnostik:...
....
....
....
....
....

Mit Abschluss der Anamnese- und Diagnoseerhebung wird ein Befund formuliert, der zum Beispiel folgendermaßen lauten könnte:

„Kommunikationsstörung in Form von mittelschwerem bis schwerem Stottern mit häufigen Blockierungen und gelegentlichen Laut- und Silbenwiederholungen, mit Sekundärsymptomatik bei vermutlich hohem Leidensdruck".

Ein solcher Befund ist meist schon so komplex, dass es sinnvoll erscheint, die häufig beteiligte Sekundärsymptomatik erst im weiteren Text zu erläutern und nicht bereits innerhalb des Befundes.

Nicht immer besteht die Möglichkeit, das Stottern im Therapieraum voll befriedigend zu erfassen. Möglicherweise hat der Stotternde einen guten Tag und er stottert in der Untersuchungssituation nur wenig. Oder er weiß, dass zu diesem Zeitpunkt an diesem Ort sein Stottern erwünscht ist, damit es aufgezeichnet, beobachtet und analysiert werden kann und stottert gerade deshalb kaum oder gar nicht oder besonders stark. In jedem Fall ist es sinnvoll, eine In-vivo-Diagnostik durchzuführen und mit dem Patienten außerhalb des Untersuchungsraumes Situationen aufzusuchen, in denen sein Stottern repräsentativ auftritt. Das können Situationen beim Einkaufen sein, beim Ansprechen eines Fremden auf der Straße, zum Beispiel, um nach dem Weg zu fragen. Oder auch Sprechsituationen in der Ausbildungsstätte, beispielsweise der Universität. In diese Situationen kann sich der Therapeut mit hineinbegeben und die Verhaltensweisen seines Patienten beobachten, er kann den Patienten aber auch mit einem Tonbandgerät ausstatten und so die Sprechsituationen dokumentieren lassen, falls er nicht mit dabei sein kann. Ich habe gute Erfahrungen mit einem leistungsfähigen Walkman-Aufnahmegerät gemacht, an das ein sehr kleines Clip-Mikrofon angeschlossen ist, das am Pullover oder am Hemd befestigt wird und eher einem kleinen Schmuckstück ähnelt, als einem Mikrofon. Damit die Kabel nicht auffallen, lasse ich den Patienten als „Ablenker" einen Kopfhörer oder Ohrstöpsel tragen. So sieht er aus wie viele andere, die mit einem Player durch die Straßen laufen und Musik hören. Nur hört unser Patient nichts ab - er nimmt auf! Dabei geht es vor allem um ihn und sein Sprechen, später allerdings können wir auch die Reaktionen seiner Gesprächspartner analysieren, was im Abschnitt II (Wahrnehmung und Sensibilisierung) noch ausführlicher beleuchtet wird.

Um die Einstellungen des Patienten zu seinem Stottern besser zum Ausdruck bringen zu können, besteht die Möglichkeit, dass der Patient eine Arbeit über sein Stottern anfertigt. Das kann eine Skulptur, etwas Geschriebenes, ein Foto oder ein gemaltes Bild sein. *„Mache uns ein Bild von Deinem Stottern"* könnte die Aufgabe für den Patienten heißen. Wenn der Patient die Arbeit in der nächsten Stunde mitbringt, können sich Patient und Therapeut darüber unterhalten. Es ist eine gute Möglichkeit, miteinander weiterführend über das Stottern zu sprechen – so kann es manchen Patienten viel leichter gelingen, die wirklichen Einstellungen und Gefühle zum Stottern darzustellen. Bisher war noch jeder von uns darum gebetene Patient dazu bereit, ein Werk anzufertigen, was ihn und sein Stottern darstellt – es kamen dabei spannende Illustrationen zustande.

2. Motivation und Zielbestimmung

Ich vermag die Bereiche Motivation und Zielbestimmung kaum voneinander zu trennen, obwohl mir bewusst ist, dass es sich hierbei um unterschiedliche Disziplinen handelt. Stotternde, die eine Therapie des Stotterns beginnen wollen, sind recht unterschiedlich motiviert – der eine will sein Sprechen verändern, weil er kleine Kinder hat und diesen ein besseres Sprechvorbild sein möchte, der nächste leidet gerade zur Zeit besonders unter seinem Stottern und wieder ein anderer wird von Verwandten oder Vorgesetzten in die Therapie geschickt. Die Begründung, Stottern stünde dem eigenen beruflichen Vorankommen im Wege, ist ehrlich und wurde schon mehrfach genannt.

Mit den Fragen nach Erwartungen und Antrieb zur Therapie können bereits einige Überlegungen zur Motivation des Patienten angestellt werden. Dabei ist es längst nicht immer so, dass ein erwachsener Stotternder mit einem hohen Leidensdruck langfristig gesehen intensiver und erfolgreicher an seinem Stottern arbeitet, als zum Beispiel ein 14-jähriger, der zunächst von seinen Eltern in die Therapie geschickt wurde und eigentlich viel lieber Fußball spielen würde, als zu den Sitzungen zu erscheinen. Eine Motivationsförderung soll behutsam und nicht zu intensiv betrieben werden. Es zeigt sich gelegentlich, dass der Therapeut glaubt, besser zu wissen, was für den Patienten gut oder richtig ist – nicht unbedingt eine hilfreiche Einstellung!

Mit der einmaligen Klärung der Motivation ist es nicht getan – die Bereitschaft zur Mitarbeit und Leistungsfähigkeit des Patienten sollte kontinuierlich überprüft und immer wieder in der laufenden Behandlung zum Thema gemacht werden.

Es wird regelmäßig die Frage aufgeworfen, ob es sinnvoll ist, einem Patienten zu Beginn der Therapie zu erklären, eine völlige Symptomfreiheit sei für ihn nicht oder nur vorübergehend erreichbar. Tatsache ist, dass Stottern meist nicht im herkömmlichen Sinne heilbar ist, wobei unter einer Heilung im herkömmlichen Sinne verstanden wird, dass das Stottern nie mehr auftritt und der Patient – ohne über das *Wie* nachzudenken – kommunikativ und spontan flüssig spricht. Unter einer Heilung im erweiterten Sinn kann jedoch auch verstanden werden, dass der Stotternde im Alltag, wann immer er es will und es ihm notwendig erscheint, kommunikativ ist, angstfrei und spontan flüssig oder zumindest doch symptomarm spricht. Oder es gelingt ihm, seine Einstellung zum Stottern derart zu ändern, dass das Stottern für ihn kein zentrales Problem mehr darstellt.

Gegner dieser Offenheit befürchten, dass mancher Patient sich von diesen etwas pessimistischen Aussichten von der Teilnahme an der Therapie ganz abbringen lassen könnte. Sie riskieren mit ihrer *„Packen wir's an"* – Mentalität mit zunehmender Therapiedauer eine zunehmende Frustration bei ihren Patienten, die die Therapie mit der Erwartung begonnen haben, ein Flüssigsprecher zu werden, und plötzlich keine weiteren Erfolge mehr sehen.

Es kann sogar eine Therapieschädigung dabei herauskommen, wenn einem Patienten die Symptomfreiheit versprochen wurde, er aber eben doch nicht den gewünschten Therapieerfolg feststellen kann und nun als *„schwieriger Patient, der nicht richtig mitmacht"* bezeichnet oder, wie es sogar schon vorgekommen ist, beschimpft wird.

Die Prognose, Stottern sei eine schwierig zu therapierende Kommunikationsstörung, und es komme sehr auf die Mitarbeit des Patienten an, es sei aber ein langer, weiter und beschwerlicher Weg zum flüssigeren Sprechen, verbunden mit Rückschlägen und Stagnationen, ist die ehrlichere, selbst wenn der eine oder andere Patient sich zunächst von solchen Aussichten etwas verunsichert fühlen kann. Es ist offener, dem Patienten zu erklären, dass das Ziel

„Symptomfreies Sprechen", die am höchsten hängenden Trauben darstellt und dass zu diesen Trauben eine hohe Leiter führt. Wenn der Patient bereit ist, jede Sprosse einzeln zu erklimmen und auch zu sehen, dass jede nächste Stufe einen Erfolg darstellt, wird er mit einer realistischeren Erwartungshaltung an sein Stottern herangehen können und sich selbst auch motivieren können. Es ist nicht sinnvoll, auf dem Weg den Blick ausschließlich nach oben zu richten, denn bei dieser Orientiertheit am Defizit können Stotternde kaum weiterkommen, wenn sie nicht sehen, wie weit sie bereits gegangen sind und was sie bereits erreicht haben. Es ist Inhalt von manchen Gesprächen, manchmal auch für den Patienten etwas unangenehmer Art, eine realistische Erwartung an sich und den Therapeuten zu richten.

Ich konnte schon häufig feststellen, dass Stotternde mit einem solchen Anspruchsniveau auch im Beruf oder Privatleben ähnlich hohe Erwartungen an sich stellen, und zwar derart hohe Erwartungen, dass sie bereits wieder gehemmt am Weiterkommen waren. Patienten, die sich auch über kleine Erfolge freuen konnten, kamen letztlich schneller voran.

Es erscheint mir wichtig, zu Beginn der Therapie mit dem Patienten eine Zielbestimmung vorzunehmen, in der er seine Ziele formulieren kann. Zum Glück gibt es immer weniger Stotternde, deren Ziel das dauerhafte absolut flüssige Sprechen ist, denn das ist, wenn überhaupt, nur begrenzt möglich. Realistischere Vorstellungen sind, das Sprechen besser in den Griff zu bekommen und/oder weniger Spannungen und Angst in Kommunikationssituationen zu erleben. Unrealistisch sind in diesem Zusammenhang Heilungsversprechen oder vollmundige werbewirksame Äußerungen wie „Stottern ist heilbar".

Stellt sich ein Patient mit einem für das Empfinden des Therapeuten deutlich erhöhten Anspruchsniveau und einer zu großen Erwartungshaltung in der Therapie vor, sollte ihm behutsam, aber dennoch deutlich klargemacht werden, dass zwar sicher an der Flüssigkeit des Sprechens gearbeitet werden kann, dass dies aber nicht alles ist, was in der Therapie des Stotterns möglich ist und dass das Ziel, Nachrichtensprecher zu werden, vermutlich nicht erreicht werden kann. Eine realistischere Erwartungshaltung zeigen uns Patienten, die sich zunächst vorstellen, dass sie ihr Problem etwas besser in den Griff bekommen wollen, indem sie vor allem ihre Spannungen in Kommunikationssituationen etwas besser beherrschen wollen, durchaus auch in Verbindung mit einer flüssigeren Form des Sprechens.

Ebenfalls nicht selten stellen sich zu Beginn einer Therapie manche Stotternde gar nichts Konkretes vor, sie wollen einfach an ihrem Stottern arbeiten, sie wissen aber nicht, wie. Gegen diese Einstellung ist zunächst nichts einzuwenden, es wäre allerdings hilfreich, dass sich diese unentschlossene und unklare Haltung im Lauf der Therapie dahingehend ändert, dass diese Patienten eben doch Ziele für sich formulieren lernen, indem sie sich mit sich und ihren Wünschen beschäftigen.

3. Medien

Auf Videoaufnahmen im Rahmen der Therapie kann nicht verzichtet werden. Dies sollte dem Stotternden mitgeteilt werden. Gelegentlich gibt es in dieser Situation seitens des Patienten Widerstände, da sich wenige Leute wirklich gerne filmen lassen, was auch verständlich ist. Allerdings ist es zu wichtig, die Symptomatik hören und sehen zu können, als dass wir darauf verzichten könnten. Wir versichern dem Patienten, dass die Videoaufnahmen nur innerhalb der Institution verwendet werden und nur für Therapiezwecke gemacht werden. Kein Dritter wird an diese Aufnahmen herankommen. Für den Fall, dass ein Band auch für Aus- und Weiterbildungszwecke benutzt werden soll, holen wir uns die Erlaubnis des Patienten ein.

Hat ein Patient starke Widerstände gegen die Durchführung einer Videoaufnahme, sollte von dieser Aufnahme zunächst abgesehen werden, es könnte aber mit ihm ausgehandelt werden, in einer der nächsten Stunden eine solche machen zu dürfen, da ein Teil des Gesamtkonzeptes auf die Arbeit mit dem Video ausgerichtet ist. Selbstverständlich wird dem Patienten mitgeteilt, dass die Aufnahme abgestoppt wird, wenn Gesprächsinhalte auftauchen, die er nicht gespeichert haben möchte. Dieses Angebot wurde bisher vereinzelt angenommen. Die meisten Patienten zögern jedoch nur kurz und willigen schließlich ein, dass die Aufnahme gemacht wird.

Mit der Verwendung des Videogerätes werden das Sprechen des Stotternden, aber auch seine Körperhaltung, Atmung und nonverbale Kommunikation aufgenommen. Wichtig dabei ist, dass man sein Gerät beherrscht und zwischendurch auch einmal an die Kamera geht, um eine Nahaufnahme vom Patienten zu machen, die äußerst hilfreich für die weiterführende Behandlung, vor allem für die Selbstwahrnehmung des Stotternden, sein kann. Im Kapitel II werde ich dazu noch mehr schreiben.

Während der ersten Hälfte der Anamneseerhebung empfiehlt sich eine Ganzkörperaufnahme, später dann eine Nahaufnahme des Patienten, die vor allem sein Gesicht zeigt. Erst mit der

Nahaufnahme kann wirklich gut festgestellt werden, ob der Patient Blickkontakt hält oder abbricht und welche Sekundärsymptomatik im Gesichtsbereich auftritt (ein Patient nannte das einmal seine „Gesichtsgymnastik").

Der Einwand, Menschen verhielten sich angesichts einer auf sie gerichteten Kamera nicht natürlich, greift nur bedingt. Selbstverständlich fühlen sich manche Patienten zunächst etwas gehemmt, die Situation ist neu für sie, der Therapieraum ist neu und der Therapeut unbekannt, und wenn dann auch noch eine Aufnahme gemacht wird, fühlt sich mancher etwas unwohl. Spätestens nach einer Viertelstunde jedoch haben die meisten Patienten die Kamera „vergessen" und werden lockerer. In den Jahren meiner Arbeit habe ich nur einen Patienten erlebt, der nach 20 Minuten mitteilte, er halte die Situation, gefilmt zu werden, nicht mehr aus und um das Abschalten der Aufnahme bat. Es waren in der Vergangenheit auch nur wenige Patienten zu Beginn der Stunde nicht bereit, die Aufnahme starten zu lassen.

Das Beherrschen der eigenen Geräte ist ein großer Vorteil in jeder Therapie und daher seien hier einige Anmerkungen dazu gestattet. Ich halte die Benutzung eines Videogerätes für einen unverzichtbaren Teil in der Therapie des Stotterns. Tonbandgeräte sind ebenfalls von Nutzen, allerdings nicht so vielseitig einsetzbar wie ein Videogerät. Manche Geräte sind in ihrer Bedienung allerdings etwas kompliziert, so dass es sich empfiehlt, sich vor der Benutzung im Therapieraum ausführlich mit der Materie vertraut zu machen. Es ist schon sehr ärgerlich, wenn man eine Therapiestunde aufgenommen hat, der Ton allerdings nicht darauf ist, oder wenn eine bestimmte Stelle nochmals vorgespielt werden soll, diese aber aufgrund unzureichender Erfahrung mit dem Gerät nicht zügig gefunden werden kann. Manche Geräte benötigen eine gewisse Zeit, um das Band erst einzufädeln und es wieder auszufädeln. Diese Zeit geht leicht verloren, wenn nach einer Sequenz, die gerade angesehen wurde, das Gerät auf „Stop" geschaltet wurde. Besser ist es, die Pause-Taste zu bedienen, nach deren Betätigung man ein Standbild sieht. Um weiterzusehen, braucht nur noch auf „Wiedergabe" geschaltet zu werden, und die nächste Sequenz kann ohne

Verzögerung abgespielt werden. Auf diese Weise kann man störende Pausen ohne weiteres vermeiden.

Für die Therapiesituation haben sich Geräte bewährt, die ein sauber und scharf stehendes Standbild ermöglichen – zum Beispiel, um anhand dieses stehenden Bildes eine Geste ausführlicher beobachten zu können. Diese Geräte sind meistens etwas aufwändiger konstruiert und nur unwesentlich teurer, als die einfacheren. Möglicherweise werden die VHS-Video-Aufnahmegeräte bald durch digitale CD/DVD-Geräte ersetzt. Ich warte seit Jahren darauf.

Die üblicherweise mit Videokameras oder Camcordern mitgelieferten Mikrofone taugen nicht immer etwas. Um einen guten Ton auf die Aufnahme zu bekommen, müssen eventuell noch ein- bis zweihundert Euro für ein gutes externes Mikrofon ausgegeben werden, das man, eventuell mit Adaptersteckern, an das Videogerät, einen Camcorder und an einen Kassettenrecorder anschließen kann. Dadurch werden exzellente Aufnahmen des Sprechens ermöglicht, die die Feinheiten mancher Atemauffälligkeiten oder bestimmte Lautbildungen beim Block erst so richtig hörbar machen. In der Therapie von Lautbildungsstörungen, vor allem zur Aufnahme der Zischlaute bei Kindern mit Stammelfehlern, lohnt sich diese Anschaffung dann zusätzlich. Ich habe gute Erfahrungen mit vorverstärkten Sennheiser-Mikrofonen gemacht, die besonders geeignet sind, wenn es auf eine gute Aufnahmequalität ankommt.

Die Wichtigkeit dieses Mediums sollten Angestellte in einer Institution, die Stotternde therapieren, ihrem Arbeitgeber klarmachen, falls noch keine solchen Geräte zur Verfügung stehen.

II. Wahrnehmung und Sensibilisierung

1. Selbstwahrnehmung

Selbstwahrnehmung ist die Grundvoraussetzung für eine Arbeit an sich selbst – erst wenn ich erkenne, was ich habe und bin, kann ich beginnen, etwas an mir zu verändern. Viele unserer Patienten haben in der Tat keine genauen Vorstellung, was genau ihr Stottern ausmacht, wie es sich äußert, wann besonders stark, wann weniger stark gestottert wird und wie die Kommunikationspartner wirklich reagieren (was im Kapitel II/3 näher besprochen wird). Zu Beginn einer Therapie hören wir oft von „Sprachstörungen", „Hängen bleiben", „Stolpern", „Verhaspeln" und dergleichen, viele Stotternde nennen ihr Problem nicht so recht beim Namen. Es ist Inhalt einer der ersten Stunden, dass sich der Therapeut mit dem Patienten darauf einigt, wie die Kommunikationsstörung zu benennen ist. Manchen Patienten tut es ein bisschen weh, andere hatten eine andere Vorstellung davon, was Stottern wirklich sei und sie wussten es einfach nicht besser, aber es erleichtert die Kommunikation mit dem Therapeuten, wenn dieser nicht um den heißen Brei herumreden muss, sondern das Stottern eben Stottern nennen darf. Der Therapeut kann versuchen, dem Patienten behutsam klarzumachen, dass seine Sprachstörung oder wie auch immer dieser seine Kommunikationsstörung genannt hat, aus der Sicht des Therapeuten ein Stottern ist und ob er etwas dagegen hat, wenn er es auch so nennt. Schwierigkeiten mit dem Wort Stottern können in diesem Moment besprochen werden. So konnte zum Beispiel der eingangs erwähnte stotternde junge Arzt das Wort „Stottern" fast nicht aussprechen, obwohl er genau wusste, dass er stottert. Wir haben uns zunächst darauf geeinigt, dass ich „Stottern" sagen darf und er „meine Sprachschwierigkeit". Später war es ihm dann wichtig, genau das zu sagen, was er meinte und nicht das Wort zu vermeiden. Er nannte es dann immer „mein Sto, äh... Sto, äh... Stottern". Immer auf die gleiche Weise und er musste jedes Mal dabei schmunzeln.

Als Einstieg in die Phase der Selbstwahrnehmung mittels Medien wird gefragt, ob der Patient schon einmal eine Aufnahme von sich gehört und/oder gesehen hat. Es hängt von der Antwort ab, wie forsch dann weitergegangen werden kann und wie intensiv dem Patienten seine eigene Aufnahme, und damit sein Kommunikationsverhalten, präsentiert werden darf.

Hat der Patient bereits Erfahrung im Umgang mit einem Video- oder Tonbandgerät und kennt seine Stimme oder sein Auftreten ein wenig, kann der Therapeut ihm aus der Aufnahme eine Sequenz vorspielen und ihn dann nach seinem ersten allgemeinen Eindruck fragen. Hat der Patient dagegen keinerlei Erfahrung mit der Arbeit mit Tonband- oder Videogerät, so wird er zunächst informiert, dass jeder Mensch seine eigene Stimme anders wahrnimmt, wenn er sie vorgespielt bekommt. Aufgrund der beiden Schallleitungswege Luft- und Knochenschall hören alle Menschen ihre Stimme aus einer Mischung dieser beiden Elemente. Wird dagegen die Stimme von einem Medium wiedergegeben, entfällt der Eindruck Knochenschall und sie hören ihre Stimme so, wie sie auch von unseren Gesprächspartnern wahrgenommen wird. Fast allen Menschen erscheint dieser Eindruck äußerst fremdartig und darauf sollte bereits im Voraus geachtet werden. Nach dieser Information wird dem Patienten zunächst eine Sequenz nur mit Ton vorgespielt, das Bild sollte also möglichst verdeckt werden. Es empfiehlt sich deshalb, das Bild weg zu lassen, da in einer solchen Situation viele Patienten sehr sensibel auf ihr eigenes Stottern reagieren und da genügt es, vorerst mit dem Ton konfrontiert zu werden.

Obgleich in diversen Ratgebern empfohlen wird, den Blick des Patienten zuerst auf flüssig gesprochene Anteile des Sprechens zu richten, habe ich die Erfahrung gemacht, dass die meisten Patienten eben doch zunächst das Augenmerk auf ihr Stottern richten. Kein Wunder – kommen sie doch in die Therapie wegen ihres Stotterns, das da auf dem Band hörbar ist. So spiele ich dem Patienten zunächst eine Sequenz von ungefähr 20 bis 30 Sekunden Dauer vor und frage ihn dann, wie es ihm geht. In diesem Moment zeichnen sich verschiedene weitere Vorgehensweisen ab – es kommen Antworten von Katastrophenreaktion *("was, das soll ich sein?")* über

Unbeteiligtheit *(„na ja, so ist es halt, hab ich schon vorher gewusst")* bis zur Erleichterung *(„hätte gedacht, dass es schlimmer ist")* vor. Wirklich zufrieden mit seiner Aufnahme und mit sich war bisher erst ein einziger Patient, ein Jugendlicher, der meinte, er gefalle sich ganz gut, obgleich ich mir heute dazu denke, er hat mich und sich selbst damals ein bisschen angeschummelt.

Verständlich ist, dass erst der erste Eindruck des Patienten abgewartet werden muss, bevor das weitere Vorgehen klar wird. Die Eindrücke und Äußerungen der Patienten korrelieren nicht zwangsläufig mit deren Motivation. Ich habe schon beobachtet, dass die Mitarbeit einzelner Stotternder, die anfangs recht betroffen über ihr Kommunikationsverhalten waren, im weiteren Verlauf der Therapie sehr dürftig war, während gerade der Patient, der seine Aufnahme wunderbar fand, intensiv an sich gearbeitet hat und der sich heute als ehemaligen Stotterer bezeichnet (auch wenn ein Fachmann, wenn er genau hinhört, schon noch minimales Reststottern wahrnimmt). Dennoch kann gesagt werden, dass die Bereitschaft, an sich und seinem Stottern zu arbeiten grundsätzlich mit dem Leidensdruck steigt.

Fallbeispiel:

Patient: *„Um Gottes willen, das ist ja furchtbar. Das soll wirklich ich sein? Die Stimme klingt so fremd. Ich hätte nicht gedacht, dass es so schlimm ist."*

Untersucher: *„Sie sind jetzt ganz schön schockiert?"*

Pat.: *„Ja es ist schrecklich. Ich hatte nicht gedacht, dass es so schlimm ist. Das Gegatze (fränkisch für: Gestottere) kann sich ja kein Mensch anhören."*

Unt.: *„Das ist jetzt ziemlich bitter für Sie, ihr Stottern so deutlich zu hören. Sie hätten es weniger stark eingeschätzt..."*

Pat.: *„Ja."*

Unt.: *„Was Sie da hören, ist das, weswegen Sie hier sind. Sie hören jetzt Ihr Stottern in aller Deutlichkeit, und Sie beginnen gerade im Moment etwas dagegen zu unternehmen. Sie haben Recht, Ihr*

Stottern ist ziemlich deutlich zu hören. Aber damit müssen Sie sich nicht abfinden. Sie beginnen etwas gegen Ihr Stottern zu tun, es besser in den Griff zu bekommen, und Sie haben erste Ansätze bereits gezeigt. Erinnern Sie sich an die verschiedenen Sprechweisen, die wir zusammen ausprobiert haben, da konnten Sie schon deutlich flüssiger reden."

Pat.: „Ja, aber die hören sich zum Teil so komisch an, so unnatürlich..."

Unt.: „Ich finde auch, dass sich manche dieser Sprechweisen etwas unnatürlich und gespreizt anhören. Aber das ist auch nicht unser Ziel. Wir können versuchen, einzelne Elemente aus diesen Sprechweisen herauszugreifen und dann an eine etwas flüssigere Sprechweise herangehen, die sich nicht unnatürlich anhört, die ganz normal und spontan klingt. Aber dazu müssten wir auch die eine oder andere Sprechweise richtig erarbeiten. Es ist jetzt gerade ein bisschen so, wie bei einem Trainer einer Mannschaft, der den nächsten Gegner studiert. Sie sind jetzt der Trainer und Sie studieren jetzt Ihren Gegner. Sie erforschen seine Stärken und seine Schwächen. Sie erforschen, welche Verhaltensweisen das Stottern stärken und welche es abschwächen."

Des weiteren wird dem Stotternden erklärt, dass der Therapeut ihm diese Aufnahme nicht vorspielt, um ihn zu ärgern oder zu kränken, dass es aber notwendig ist, dass er zu Beginn der Behandlung sein Stottern genau kennen lernt und wissen muss, an welchen Körperpartien sich das Stottern abspielt und wie es produziert wird, um später zu folgen, was er dagegen tun kann. Als nächstes wird versucht, auf eine etwas neutralere Beobachtungsebene zu gelangen und der Patient wird gebeten, zu beschreiben, was er wahrnimmt. Dazu werden einzelne Beobachtungskriterien vorgegeben:

- Wie klingt das Stottern allgemein – welche Gefühle löst es aus?
- Sind bestimmte Laute betroffen?
- Gibt es Vermeidestrategien? Werden bestimmte Wörter umgangen oder wird nach Synonymen gesucht?
- Gibt es Auslöser?

- Wie hoch ist die Sprechgeschwindigkeit? (Evtl. auszählen: Wörter pro Minute)
- Ist die Verständlichkeit durch Stottern oder Artikulation oder Dialekt beeinträchtigt?
- Wie klingt die Stimme? Ist sie hoch oder tief, rau oder klar, laut oder leise?
- Kann man Atemgeräusche hören?
- Wie häufig sind die Symptome?
- Sind Sekundärsymptome hörbar?

Sind diese Beobachtungen abgeschlossen, wird der Ton abgeschaltet und das Bild gezeigt. Dazu können folgende Fragen gestellt werden:

- Wie sieht das Stottern aus? Kann man sehen, dass die gezeigte Person stottert? Woran kann man es sehen? Können Spannungspunkte lokalisiert werden?
- Sind vegetative Begleiterscheinungen sichtbar (Schwitzen, Erröten)?
- Ist die Atmung sichtbar (z.B. hoch mit Anspannung)?
- Ist Mimik, Gestik, Blickkontakt sichtbar?
- Wie ist die Körperhaltung?

Schließlich kann die Aufnahme mit Ton angesehen werden (das ist häufig erst in einer der folgenden Therapiestunden der Fall), um gleichzeitig zusätzliche Informationen auszutauschen:

- Wie wirken Bild und Ton gleichzeitig?
- Gibt es Umgehungs- und Vermeidestrategien, die bisher vielleicht nicht erkannt wurden? Vermeidet der Patient bestimmte Laute oder Wörter, Personen oder Situationen?
- Welche Gefühle treten beim Stottern auf? Gibt es Selbstbestrafungstendenzen?
- Kündigt sich ein Stotterereignis sichtbar oder hörbar bereits vorher an?

Anschließend werden symptomarme oder symptomfreie Passagen, die auch bei schwer Stotternden immer vorhanden sind, angehört. Für viele Stotternde ist es sehr angenehm, auch einmal eine flüssig geäußerte Passage von sich selbst zu hören. Der dennoch zu diesem Zeitpunkt häufig formulierten fatalistischen Ansicht (*„Das bisschen Flüssigsprechen ist doch gar nichts gegen mein ständiges Stottern. Warum sollte ich mich darüber wohl freuen?"*) wird mit der Aufgabe beantwortet, zu beschreiben, wie denn in diesen Passagen gesprochen wird und was anders gemacht wird als beim Stottern.

Der Therapeut könnte sodann den Stotternden bitten, ein flüssiges Sprechen einmal bewusst vorzumachen. Es klingt paradox, aber nicht gerade wenige Stotternde sind in diesem Moment in der Lage, völlig symptomfrei zu sprechen.

Schließlich kann der Patient aufgefordert werden, ein richtiges Stottersymptom nachzumachen. Der Therapeut sollte dann das Stottern des Patienten so echt wie möglich imitieren, weil er auf diese Weise am besten herausfinden kann, wo die Spannungen des Patienten wirklich liegen. So findet er die besten Möglichkeiten, dem Patienten zu zeigen, wie er diese Verspannungen lösen kann. Außerdem betreibt der Patient auf diese Weise bereits eine Art von Desensibilisierung, da es diesem wahrscheinlich zum ersten Mal erstrebenswert erscheint zu stottern. Allerdings geht es vielen Patienten so, dass sie nicht auf Aufforderung stottern können:

Unt.: „Jetzt stottern Sie einmal ein Wort, sagen wir... Kasachstan".

Pat.: „Kasachstan, Kasachstan,...hm ich muss das Wort nicht stottern. Das kann ich jetzt nicht."

Unt.: „Aber sonst würden Sie dieses Wort doch stottern?

Pat.: „Ja, schätzungsweise, doch, ganz bestimmt."

Unt.: „Na sehen Sie, dann stottern Sie mal Kasachstan genau so, wie Sie das sonst machen würden.

Pat.: „Kasachstan – es geht nicht!"

Unt.: „Es ist sonderbar, Sie können jetzt nicht stottern, jetzt, wo Sie es sollen? Sie stottern schon so lange und immer haben Sie es verbergen wollen, es verheimlichen. Jetzt, wo Sie stottern sollen, können Sie nicht?"

Pat.: „Ich versteh´ es auch nicht, ...es geht jetzt nicht."

Unt.: „ Vielleicht war das Wort nicht so gut geeignet, vielleicht würden Sie ja auch Kasachstan gar nicht immer stottern. Probieren wir doch 'mal ein anderes Wort."

Pat.: „Ich weiß, es klingt komisch, aber ich kann jetzt überhaupt nicht stottern. Ich glaube, ich würde auch jedes andere Wort jetzt nicht stottern können. Wenn K.KK... ja sehen Sie, jetzt hat´s geklappt, wenn das Wort mitten im Satz vorkommt und ich soll es nicht stottern, dann stottere ich bestimmt jedes Mal bei dem Wort."

Unt.: „Das ist interessant. Sie müssen immer dann stottern, wenn Sie es nicht wollen, wenn es unerwünscht ist. Kaum kommt mal jemand daher, der sagt, „Stottern erwünscht", geht es plötzlich nicht mehr."

Pat.: „Genauso ist es."

Erreichen wir auf diese Weise kein Stottern bei unseren Patienten, müssen wir es etwas später anders versuchen. Eventuell muss der Patient sein eigenes Stottern erlernen, bis er es perfekt vormachen kann, und zwar so gut, dass ein Außenstehender es nicht von einem echten Stotterblock unterscheiden kann. Wenn der Patient einmal so weit ist, wird er eventuell auch seine Blocks willentlich abbrechen können, beziehungsweise er schafft es, sie gar nicht erst zuzulassen. Hier ist die Fähigkeit des Therapeuten gefordert, gut stottern zu können. Wenn der Therapeut dem Patienten dessen Stottern gut vormachen kann, kann dieser es eventuell besser imitieren oder traut sich eher, es richtig zuzulassen.

Symptomwahrnehmung auf körperlicher Ebene

Sind die Videosequenzen ausführlich beobachtet, analysiert und besprochen worden, können Patient und Therapeut gemeinsam an die Symptomwahrnehmung auf körperlicher Ebene herangehen. Dazu kann der Stotternde seine Hand auf den Bauch legen und während des Sprechens die körperlichen Veränderungen an sich während eines Stottersymptoms erspüren. Zum Beispiel könnte er auf diese Weise ertasten, dass im Block immer auch die Atmung zu einem Stillstand kommt und wie sich der Bauch in diesem Moment anfühlt (wahrscheinlich ziemlich hart). Genauso kann der Patient die eine Hand auf den Brustkorb und die andere an den Hals oder die Finger auf die Lippen legen, um die Blocks körperlich deutlicher zu empfinden. Auf diese Weise gilt es, im gesamten Körper nachzuspüren und zu erforschen, wo sich beim Sprechen und beim Stottern etwas tut, wo es sich entspannt anfühlt und wo angespannt. Diese Suche kann durch den ganzen Körper führen und muss keineswegs beim Bauch enden. Nicht wenige Stotternde krampfen während eines Blocks ganzkörperlich, mitunter sogar bis in die Zehen hinein. Der Patient kann ferner über spannungsregulierende oder direkt sensibilitätsorientierte Übungen, wie Körperauflageübungen, ein reales Bild seines Körpers erhalten. Bei der Anwendung von Körperauflageübungen werden die Umrisse und Inhalte des auf dem Boden liegenden Körpers in Gedanken nachgezeichnet. Der Stotternde kann sich dann auf die Dimensionen seines Körpers konzentrieren und diesen in seinen Ausmaßen und Spannungszuständen besser erfassen. Solche Übungen können außer einem direkt orientierenden Aspekt auch deutlich spannungsregulierende (in diesem Falle entspannende) Anteile enthalten.

Weitere kommunikative Fähigkeiten oder Verhaltensweisen, wie z.B. das Aufnehmen von Blickkontakt, die Art der Begrüßung oder das Zuhörerverhalten, können innerhalb der Therapie beleuchtet werde. Schließlich ist es für den Stotternden von großem Nutzen, etwas über sein ganzes Wesen zu erfahren und nicht nur seine Sprechmechanik zu analysieren. Diese Erfahrung kann der Patient selbst innerhalb der Therapie machen, entweder in Gesprächen mit seinem Therapeuten oder indem er von diesem ermuntert wird, sich auch mit anderen Menschen über sich zu unterhalten.

Viele Stotternde haben wenige oder gar keine Menschen, mit denen sie über ihr Stottern und über sich sprechen können. Tatsächlich wissen manche wirklich nicht, wie sie mit ihrem Sprechen, aber auch sonst als Menschen auf ihre Mitmenschen wirken. Der Dialog mit Freunden ist auf der Suche nach dem richtigen Weg als Mensch extrem hilfreich. Da viele Verhaltensweisen auf etwas Gelerntem basieren, sind viele Stotternde einzig auf ihre eigenen Beobachtungen angewiesen, wenn sie keine Freunde haben. Doch gerade über Gespräche ergeben sich die Möglichkeiten, Verhalten zu beschreiben, zu bewerten und zu modifizieren – alleine im stillen Kämmerlein wird das wohl kaum gelingen. Die meisten Stotternden trauen sich nicht, ihre Mitmenschen auf ihr eigenes Stottern anzusprechen, weil es ihnen peinlich ist und viele Nicht-Stotternde trauen sich nicht, einen Stotternden auf sein Stottern anzusprechen, weil es ihnen ebenfalls peinlich ist. Die Laien fühlen sich unsicher und sie haben Sorge, beim Stotternden etwas auszulösen, was sie nicht gewollt haben und nicht mehr kontrollieren können. Die Befürchtung, dass der Stotternde wahrscheinlich gar nichts mehr herausbringen könnte, wenn er auf sein Stottern angesprochen wird, hemmt sicher so manchen Flüssigsprecher, den Dialog mit dem Stotternden zu suchen.

Wichtig ist es, die Selbstwahrnehmung nicht nur auf die Situation innerhalb der Therapieeinheiten zu beschränken, sondern auch eine Selbstwahrnehmung im Alltag anzuleiten. Durch die Auseinandersetzung mit dem Stottern geschieht es beinahe schon von selbst, dass der Stotternde auch vermehrt Beobachtungen an sich selbst außerhalb des Therapieraumes anstellt. Zusätzlich kann er von seinem Therapeuten dazu angeleitet werden, gezielte Beobachtungen in seinem Alltag zu machen.

- In welchen Situationen wird gestottert, in welchen nicht? Wie lässt sich das erklären?
- Wovon ist Stottern abhängig? Kommt es vor, dass in denselben Sprechsituationen unterschiedlich gestottert wird?
- Ist das Stottern abhängig von unterschiedlichen Stimmungsvariablen?

- Gibt es Spannungspunkte oder Stotterelemente, die bislang noch nicht beschrieben wurden?
- Gibt es unterschiedliche Zuhörerreaktionen auf dasselbe Stotterverhalten?
- Gibt es unterschiedliches Stottern bei unterschiedlichen Zuhörern und in unterschiedlichen Situationen?
- Wird das Stottern vom Patienten in allen Situationen / mit allen Zuhörern gleich unangenehm empfunden?
- Wie wirkt sich ausgiebiger Schlaf oder Schlafentzug auf das Stottern aus?
- Gibt es neue Beobachtungen zum Ablauf der Atmung während des Stotterns?
- Gibt es sonstige Einflüsse auf das Stottern?

Diese Fragen werden normalerweise mit dem Patienten im Therapieraum während der Anamneseerhebung besprochen, es kommt aber häufig vor, dass Patienten auf diese Fragen noch keine Antwort haben. So wird es notwendig sein, dass der Patient damit nach Hause geht und diese Selbstbeobachtungen außerhalb der Sitzungen macht.

Wahrnehmung und Sensibilisierung sind zwei so eng beieinander stehende Komponenten der Therapie, dass beide Teile ineinander greifen, beziehungsweise unmittelbar aufeinander folgen. In der Wahrnehmungsphase der Therapie des Stotterns ist es von großer Bedeutung, dass der Patient lernt, seine Blickrichtung auf Dinge zu lenken, die er vielleicht vorher noch nicht beachtet hat. Wie bereits erwähnt, haben manche Stotternde eine unscharfe Vorstellung über ihre körpereigenen Vorgänge und wie diese bei ihnen ablaufen. Während der Arbeit in der Selbstwahrnehmungsphase lenkt der Patient besonders intensiv seinen Blick auf sich als Sprecher, als Stotternder und als Mensch ganz allgemein. Das Ziel dieser Phase ist, dass der Patient sensibler wird, also besser in seinen Körper und in seine Gefühle und Gedanken hinein spüren kann. Nur wer empfindsam auf körperliche Veränderungen und Abläufe sowie auf Einstellungen und Verhaltensweisen reagiert, hat auch die Möglichkeit, wirkungsvoll etwas zu verändern.

Der Stotternde kann zum Beispiel sensibler auf körpereigene Abläufe werden, indem er sich daheim vor dem Spiegel beobachtet oder mit aufgelegten Händen der Atmung und Anspannungen nachspürt.

Auch das Gespräch mit Angehörigen oder Bekannten kann für den Stotternden sensibilisierend wirken, wenn er beispielsweise fragt, wie er denn gerade in diesem Moment sitzt und ob die Eindrücke des Beobachters andere sind als seine eigenen.

Auch die Stottersymptomatik selbst ist für manche Patienten ein Buch mit sieben Siegeln – einige wissen gar nicht, was sie tun, wenn sie stottern. Bei der Selbstwahrnehmung gehört es also dazu, dass der Patient lernt, an sich selbst zu beobachten, was er tut und das bedeutet, dass er genauer hinhört, was er tut, wie seine Symptomatik auch außerhalb des Therapieraumes klingt, sich anfühlt und für Außenstehende wirkt. Von Bedeutung ist aber auch, dass der Patient merkt, welche Anteile seiner Rede kein oder nur wenig Stottern aufweisen und auch darauf kann er verstärkt achten lernen. Viele Anteile der Rede von Stotternden weisen keinerlei Stottersymptomatik auf, allerdings wissen das viele Stotternde wiederum nicht. Auch auf diese flüssigen Anteile sollte der Stotternde seinen Blick richten lernen, um schließlich sowohl besser einschätzen zu können, wie oft er wirklich stottert als auch, was er in diesen Situationen anders macht, wenn er nicht stottert; wo er locker und entspannt ist und wie seine gedanklichen Einstellungen in diesem Moment sind.

Viele Stotternde müssen im Laufe einer Therapie erst einmal ihre eigenen Gefühle und Einstellungen erspüren und erfahren lernen. Oft sind es therapiehinderliche Einstellungen wie zum Beispiel ein überhöhtes Anspruchsniveau und oft können „lebenshinderliche" Einstellungen und Überzeugungen erkannt werden wie zum Beispiel die andauernde Suche nach einem unerreichbaren Partner. Manche Patienten können aber auch sensibler werden, wenn es darum geht, ihr eigenes Auftreten kritisch und realistisch zu beleuchten. Gelegentlich habe ich Stotternde erlebt, die (eventuell aufgrund bereits gemachter Therapieerfahrungen) damit begonnen hatten, sämtliche ihrer Mitmenschen zu verschrecken, indem sie ein überzogenes Selbstbewusstsein zur Schau trugen oder besonders aggressiv gestottert haben – nicht gerade ideale Bedingungen, um Kontakt aufzubauen und Kommunikation zu erleben.

2. Gespräche

Ein essenzieller Bestandteil der Therapie ist das Gespräch. In vielen Bereichen der Therapie gibt es die Möglichkeit, mit stotternden Patienten ausschließlich Übungen durchzuführen: Entspannungsübungen, Lockerungsübungen, Massage, Sprechhilfen. Solche Übungen sind für viele Patienten sehr angenehm und sie fühlen sich gut betreut. Es soll an dieser Stelle auch keine Kritik an solchen Maßnahmen geäußert werden, wenn sie eben nicht ausschließlich zur Anwendung kommen. Die Therapie des Stotterns sollte jedoch viel weiter gehen, als ausschließlich am Körper und am Symptom orientiert zu sein. Kommunikationsstörungen sind häufig auch Ausdruck einer aus dem Lot geratenen Persönlichkeit, die Behandlung von Kommunikationsstörungen schließt also immer auch die Behandlung der Individualität des Patienten mit ein. Wenn ein Mensch an seinem Stottern arbeitet, wird er gleichzeitig an seiner Persönlichkeit arbeiten – ein Stotternder auf dem Weg zu einer veränderten Form des Sprechens oder zu veränderten Einstellungen zu seinem Sprechen wird zwangsläufig mit der Zeit ein anderer Mensch werden. Für den Therapeuten stellt sich natürlich die Frage: wenn ich mit meinem Patienten dahingehend arbeite, dass er ein anderer Mensch wird – kann ich wissen, was für meinen Patienten gut und richtig ist? Kann ich den Anspruch erheben, zu wissen, was normal oder erstrebenswert erscheint?

Viele Therapeuten stellen sich diese Fragen und werden bei unentschlossenen Antworten mit dem Patienten keine geeignete Zielbestimmung erreichen können. Sicher ist es wichtig zu wissen, welche Ziele mein Patient verfolgt, aber sind diese Ziele auch wirklich meine Ziele? Sollte ich dem 35-jährigen Patienten, der als sein Ideal das Leben bei seiner Mutter inklusive freier Kost und Logis erkoren hat, vielleicht vermitteln, dass zu einem selbständigen Lenken des Lebens und des Sprechens eine Weiterentwicklung hin zu anderen Verhaltensweisen notwendig ist? Dass er vielleicht doch einmal sein eigenes Leben in die Hand nehmen könnte, sich eine eigene Wohnung suchen und auf die Bequemlichkeiten des elterlichen Zuhause bewusst verzichten lernen sollte?

In der Therapeutenausbildung haben wir gelernt, dass der Patient möglichst selbst auf seine Ziele kommen soll. Aber wie soll er, wenn er außer dem Therapeuten niemanden hat, der mit ihm darüber redet? Vielleicht sollte der Therapeut auch einmal ein bisschen davon abrücken, mit seinen Patienten ausschließlich aktives und passives Zuhören, Paraphrasieren und ähnliche Gesprächsführungstechniken anzuwenden. Ich halte es für ehrlicher und offener, dem Patienten auch einmal zu sagen, dass ich es als hinderlich empfinde, wenn er beispielsweise keinen Versuch unternimmt, sein eigenes Leben in die Hand zu nehmen. Bei vielen Patienten habe ich auch den Eindruck, sie wollen gerne hören, was ich dazu denke, also warum sollte ich es ihnen nicht sagen. Wichtig ist mir dabei stets, etwas nicht als gut oder schlecht, sondern als hilfreich und hinderlich für die Ziele des Patienten einzustufen.

Im Bereich der Wahrnehmung geht es nicht nur darum, dass der Stotternde lernt, seine Symptomatik wahrzunehmen, es geht auch darum, dass er sich als Mensch wahrnimmt. Dabei ist er darauf angewiesen, von außen zu hören, wie er wirkt und wie er von anderen wahrgenommen wird. Da so viele Stotternde nur sehr wenige oder gar keine engen Bezugspersonen haben, mit denen sie über solche Dinge reden können, ist der Therapeut eine erste Anlaufstelle, manchmal die erste und einzige Möglichkeit überhaupt, etwas mehr über sich zu erfahren als nur die Symptomatik kennen zu lernen. Ziel in dieser Phase der Therapie ist es, dass der Patient lernt, andere Personen in sein Leben mit einzubeziehen, die ihn umgebenden Menschen über sein Stottern und seine Art, sein Auftreten und seine Wirkung auf andere zu befragen. Denn die Rückmeldung und die Hilfe von außen sind wichtige Instrumente im Betreben eines Menschen, sein Verhalten zu verändern oder ein verändertes Verhalten als hilfreich und damit erstrebenswert zu erleben.

Mit vielen Patienten führe ich Gespräche über ihre Kindheit, die möglicherweise Aufschluss über die Entstehung des Stotterns geben kann, aber auch Gründe zur Aufrechterhaltung der Symptomatik sichtbar werden lässt. Vielen Menschen tragen alte Narben aus der Kindheit, die so gut verdeckt sind, dass sie nicht einmal für den Betroffenen selbst sichtbar sind. Dennoch können diese Narben bestimmte Verhaltensweisen erklären, die ohne die vorangegangene Verletzung nicht entstanden wären. Oft wissen nicht einmal die Betroffenen selbst, warum sie sich in manchen Situationen immer wieder auf die gleiche sonderbare Art verhalten, aber über ein Aufdecken alter Verwundungen werden manche Verhaltensweisen wenigstens besser verständlich.

Ein zum Zeitpunkt der Therapie 28-jähriger Patient hatte im Rahmen der Erarbeitung einer Sprechweise die Aufgabe, einen Text vorzulesen und dabei eine bestimmte Sprechhilfe anzuwenden. Trotz guter Beherrschung der Sprechhilfe konnte der Patient nicht mit dem Lesen beginnen – es kamen in ihm alte Erinnerungen an die Schulzeit hoch. In der Schulzeit wurde er besonders häufig wegen seines Stotterns von seinen Kameraden gehänselt, vor allem nachdem er wieder beim Lesen versagt hatte. „Stottergatz" hatten ihn dann die Kameraden ausgelacht und er war weinend nach Hause gelaufen. Dort angekommen hatte er niemals mit seinen Eltern darüber gesprochen. Er hatte überhaupt noch nie mit irgendeinem Menschen darüber gesprochen, sondern seine Enttäuschung über diese Niederlagen über die Jahre seines Leidens still in sich hinein gefressen. Seine Trauer war in diesem Moment in ihrer Heftigkeit sehr berührend und sie erklärte, warum wir mit diesem Patienten zunächst noch auf die Anwendung des Lesens verzichten mussten. Stattdessen sprachen wir über die Zeit in der Schule. Hier konnten durch das Aufdecken alter Wunden natürlich nicht alle Probleme beseitigt werden, aber es hat doch geholfen, einmal darüber zu reden und die Trauer, Wut und Enttäuschung zuzulassen.

Unmittelbar verbunden mit Kindheitserlebnissen sind für viele Stotternde die Eltern, und natürlich auch sehr oft besonders die Väter. Ich stelle in meiner Praxis zunehmend das Bedürfnis vieler Patienten – Männer und Frauen – fest, über den Vater sprechen zu wollen. Die Väter sind meiner Meinung nach ein viel zu selten angesprochenes Thema unserer Patienten gewesen. Oft im Hintergrund, haben diese für alle Menschen, auch Nicht-Stotternde, eine enorme Bedeutung. Die Kinder geben sich alle erdenkliche Mühe, die Aufmerksamkeit ihrer Väter zu erreichen, der Menschen, die sie eigentlich so selten zu Gesicht bekommen oder bekamen. Im Therapiealltag ist die Mutter meist diejenige, die das Kind zur

Behandlung bringt, und die Mutter nimmt an den üblichen Beratungen teil. Deshalb glauben manche Therapeuten, sie erreichen über die Mutter die ganze Familie. Leider ist das oft nicht der Fall, da nicht selten zwischen Mutter und Vater das Gespräch über die Therapie versäumt wird.

Wir dürfen als Therapierende die Väter nicht übersehen, denn sie spielen in der Kindheitsentwicklung und im Erwachsenwerden eine erhebliche Rolle. *„Der Vater ist den ganzen Tag nicht zuhause, also reicht es, wenn ich mit der Mutter spreche"* – nein, das genügt nicht! Wenn es irgendwie machbar ist, sollten wir immer wieder auch mit den Vätern unserer kleinen stotternden Patienten ein Gespräch führen.

Die Bedeutung des Vaters für den Mann ist eindrücklich in dem Buch *„Eisenhans"* von Robert Bly beschrieben. Sicherlich werden auch viele Frauen dieses Buch mit Gewinn für ihr Verständnis für Buben und Männer lesen. Ausdrücklich weist der Autor darauf hin, dass seiner Meinung nach die Bedeutung des Vaters für Mädchen und Frauen von weiblicher Seite kompetenter beschrieben werden könne, leider wird dieser Hinweis gelegentlich überlesen und so wird Bly gelegentlich vorgeworfen, er sei ein moderner Macho, der die Wichtigkeit des Mannes überdimensional hervorheben wolle. Tatsache bleibt, dass Kinder ihre Väter brauchen, genauso, wie sie ihre Mutter brauchen. Ich möchte einen dringenden Appell an die Väter richten, dass sie sich Zeit für ihre Kinder nehmen und dass (auch bei getrennten Eltern) die Väter den regelmäßigen Kontakt zu ihren Kindern suchen. Söhne wie Töchter brauchen ihre Väter, von denen sie das Gefühl von Liebe, Schutz und Geborgenheit, aber auch Macht, Kraft und wahre Autorität im positiven Sinne erfahren können.

Neben der Vergangenheit ist es von großer Bedeutung, mit dem Patienten über die Gegenwart und Zukunft zu sprechen. Viele Stotternde haben große Probleme mit sich, Schwierigkeiten mit der Selbstannahme oder Schwierigkeiten, einen Partner zu finden. Auch die Zukunftsplanung oder die Berufswahl spielen eine große Rolle im Leben und können in Gesprächen beleuchtet werden.

Stottern ist meistens etwas Hartes – überaus passend dazu erlebe ich manche Patienten mit einem Hang zur Härte, sei es aus von innen heraus entwickelter Überzeugung oder aus angewohnten, weil anerzogenen Denkschablonen. Zur zackigen Art passt das Stakkato-Stottern und zum verschlossenen, zubetonierten Kommunizieren das heftige Blockieren. Eine sehr heftig stotternde Patientin wäre am liebsten Soldatin geworden, aber so eine richtig harte. Und diese Frau ging mit sich selbst knallhart ins Gericht. Es gab wenige Übungen, die in ihren Augen gut gemeistert wurden, dafür hatte sie aber sehr hohe Ansprüche an ihre Leistungsfähigkeit und die unbedingte Überzeugung, nie weinen zu können, ja sogar in der Kindheit nie geweint zu haben. Ein anderer Patient berichtete mir von seinem Hang zum Militär und seiner Vorstellung, ein zackiger Offizier zu sein – ohne Gnade für seine Gegner, aber auch ohne Liebe zu sich selbst. Er konnte nicht einmal weinen, als seine Mutter gestorben war. Aber als er mir das erzählte, wurde er seltsam berührt, es war ihm unerklärlich und das Ganze wurde ihm etwas peinlich. In diesem Moment war er richtig liebenswert – zum ersten Mal in der bisherigen Behandlungszeit von immerhin einigen Monaten.

Für mich besteht kein Zweifel, dass für die Arbeit am Stottern die Bereitschaft zu Weichheit und Wärme notwendig ist. Ich kann mir schwerlich vorstellen, wie ein weiches, flüssiges Sprechen mit den Ansprüchen an knallhartes Verhandeln ohne Rücksicht auf Kommunikationspartner und sich selbst für einen Stotternden erlernbar sein soll. Im Therapiealltag zeigt sich, dass ein Hinwenden zu den zarten, weichen und warmen Seiten bei allen Stotternden eine leichtere und dauerhaftere Veränderung des Stotterns ermöglichen kann. Es ist also notwendig, nicht nur den Körper zu lockern, Entspannungsübungen durchzuführen und Blocks aufzulösen, sondern sich auch innerlich zu lockern, verspannte Denkweisen aufzuweichen, blockierte Einstellungen zu modifizieren und Gefühle zuzulassen.

3. Wissen über menschliche Kommunikation, Fremdwahrnehmung

Von Bedeutung in der Wahrnehmungsphase ist der Erwerb von Kenntnissen über zwischenmenschliche Kommunikation und Kontakte. Erst wer weiß, was „normal" ist, kann sich überlegen, ob er eben diese gängigen Verhaltensweisen auch als erstrebenswert erlebt. Dazu muss aber das Wissen um menschliche Kommunikation erweitert werden.

Durch die Sprechstörung haben sich viele Stotternde aus dem Kontakt und der Kommunikation mit ihren Mitmenschen zurück gezogen. Bei vielen Stotternden macht dieser Rückzug die Kommunikationsstörung erst so richtig vollständig. Während Kinder, die beginnen zu stottern, noch Elemente von allgemeiner Kommunikation anwenden (wie z.B. Blickkontakt aufnehmen), reduzieren viele jugendliche und erwachsene Stotternde ihre Kommunikation immer mehr. Schlussendlich haben viele Stotternde keine genauen Vorstellungen (mehr) davon, welche Formen von Kommunikation „normal" und welche nicht mehr „gesellschaftskonform" sind. Mit ihren reduzierten Möglichkeiten und ihrer mangelhaften Übung, kommunikative Kontakte aufzubauen, denken sich manche Stotternde sonderbare Verhaltensweisen aus, die sie von anderen Menschen erwarten und die andere Menschen anscheinend bei ihnen erwarten. Viele Stotternde stellen sich vor, dass alle Flüssig-Sprecher keinerlei Unterbrechungen im Redefluss aufweisen. Selbst im Therapieraum vom Therapeuten versehentlich produzierte Verdoppelungen von Satzteilen, Wörtern oder Silben werden von vielen Stotternden nicht wahrgenommen. Sich selbst aber erlauben manche Stotternde nicht einmal die allerkleinste Stockung, ohne dass diese bereits als Stottern mehr oder weniger deutlich registriert und negativ bewertet wird. Es erscheint also nicht nur wichtig, dass der Stotternde ein bisschen weniger empfindlich auf seine eigenen, vor allem die leichten, Symptome reagiert, sondern, dass er auch sieht, was eigentlich „normal" ist. Mit dem Wort „normal" haben wir nicht nur in Therapeutenkreisen so unsere Schwierigkeiten. Während das Wort eigentlich etwas völlig Gewöhnliches an sich ist und dieses auch ausdrücken sollte, wird es häufig bereits als etwas Negatives bewertet. Normal sein, dass heißt alltäglich sein, nichts Besonderes sein, eher etwas langweilig und uninteressant. Normal sein, das wollen viele nicht, das ist ihnen zu wenig hervorgehoben.

Auf der einen Seite wollen viele Menschen etwas ganz Besonderes sein oder darstellen und sind auf der anderen Seite froh, wenn sie noch normal sind. Die Begrifflichkeit des Wortes „normal" ist einerseits eine negative, andererseits aber eine einreihende, eine, in der sich das Individuum nicht gesondert hervorhebt aus der Menge der Menschheit. Da geht es um Konformität, um nicht geächtet zu sein. Das Normalsein hat also auch seine Vorteile.

Für gewöhnlich hat also ein „normaler" Sprecher gelegentliche Unflüssigkeiten in seiner Rede, allerdings werden diese von ihm in der Regel nicht registriert. Da sich kein Störungsbewusstsein entwickelt, kann sich natürlich auch kein Leidensdruck einstellen und der Mensch bleibt frei von Sprechproblemen. Richtet sich der Blick dieses Sprechers zum Beispiel im Rahmen eines Rhetorikseminars oder einer Einführungsveranstaltung zum Thema Stottern besonders auf die Redeflüssigkeit, so wird der Normalsprecher an sich all die Redeunflüssigkeiten feststellen, die er hat. Er wird sie nicht plötzlich bekommen, denn sie waren ja schon immer da, er wird sie an sich jetzt erst feststellen. Als nächstes ist seine Toleranz diesen Unterbrechungen gegenüber gefragt – akzeptiert er seine Sprechunebenheiten als zu sich und seiner Persönlichkeit gehörend, wird er keine weiteren Probleme mit seinem Sprechen haben. Beginnen ihn dagegen die Redeunflüssigkeiten zu stören, kann er anfangen, etwas dagegen zu unternehmen. In den meisten Fällen wird ihm das auch gelingen, denn er wird sich um eine erhöhte Konzentration bemühen, die es ihm erleichtert, das flüssige Sprechen beizubehalten.

Viele Stotternde haben außer schwereren Symptomen häufig auch leichtere. Wie bereits erwähnt, neigen manche Stotternde dazu, auch leichtere Unflüssigkeiten sehr negativ an sich zu bewerten – Unflüssigkeiten, die flüssigsprechende Zuhörer gar nicht als solche identifizieren würden, geschweige denn als Stottern.

Die Vorstellungskraft vieler Stotternder ist enorm, wenn es darum geht, darüber zu spekulieren, was ihre Gesprächspartner tun oder denken, wenn das Stottern erklingt. Aus Scham vor dem eigenen Stottern oder vor Reaktionen der Gesprächsteilnehmer vermeiden viele Stotternde den Blickkontakt zu ihrem Gegenüber – und merken gar nicht, dass ihr Gesprächspartner ebenfalls äußerst große Probleme damit hat, dem Stotternden in die Augen zu sehen.

„Die fragt sich doch bestimmt, ob ich sie noch alle habe"

„Der starrt mich bestimmt die ganze Zeit an – am liebsten würde ich im Boden versinken"

„Normal sprechen, das heißt selbstbewusst sein"

„Wenn ich nicht mehr stottern würde, dann würde ich ganz anders auf die Leute zugehen"

In weiten Bevölkerungskreisen herrschen wenig hilfreiche Ansichten über die angemessene Kommunikation mit einem Stotternden. Viele Menschen blicken automatisch zur Seite, weil sie unsicher sind. Manche Menschen glauben gar, bewusst wegblicken zu müssen, damit hierdurch der Druck vom Stotternden genommen wird, und dieser flüssiger sprechen kann. Interessanterweise glauben das auch manche Stotternde selbst und meinen, Hilfe von außen zu erhalten, wenn über den abgebrochenen Blickkontakt der kommunikative Stress nicht mehr so hoch ist. Es mag tatsächlich sein, dass sich unter solchen kommunikativ reduzierten Bedingungen die Stottersymptomatik wirklich mindert, es fragt sich bloß, welche Form von Kommunikation denn dann noch vorhanden ist.

Dass ein verlegener Verkäufer selbst den Blick abwendet, bemerkt der Stotternde wiederum gar nicht, da er selbst seinen Blickkontakt abgebrochen hat. Damit der Stotternde aber feststellen kann, wie denn Menschen üblicherweise auf sein Stottern reagieren, empfiehlt es sich, dass der Therapeut, nachdem er das Stottern seines Patienten gut gelernt hat, in die Rolle seines Patienten schlüpft und zum Beispiel in Einkaufsläden das Stottern anwendet. Nun hat der Patient als stiller Beobachter die Gelegenheit, zu sehen und zu erleben, wie auf sein übliches Stottern reagiert wird, ob es bestimmte Reaktionen oder auch eine ganze Menge verschiedener Reaktionen sind.

Diese Beobachtungsreihe setzt voraus, dass der Therapeut einerseits gut in der Lage ist, Stottern zu imitieren und er es andererseits auch unbefangen anwenden kann. Nebenbei ist es auch ganz hilfreich, wenn der Stotternde seinen Therapeuten sein Stottern wertfrei erlernen lassen kann. Das bereits erwähnte getarnte Aufnahmegerät kann auch hier zum Einsatz kommen, damit sich Patient und Therapeut später im Therapieraum die Aufnahmen anhören und analysieren können, wie das Zuhörerverhalten wirklich war. Viel lieber würde ich in einer solchen Situation das Videogerät einsetzen, um auch das nonverbale Gesprächsverhalten der Gesprächspartner genauer betrachten zu können. Leider ist es kaum möglich, in solchen Situationen zu filmen.

Vielleicht wäre das einmal etwas für eine versteckte Kamera. Es versteht sich von selbst, dass diese Aufnahmen nur für den Therapiegebrauch dienen sollten und möglichst bald wieder gelöscht werden. Aufnahmen privater Personen ohne deren Einwilligung sind untersagt, solange einzelne Personen erkennbar abgebildet sind (Grashey 2002). Vielleicht wäre es besser, mit dem Gesprächspartner vorab zu klären, dass eine Aufnahme des Patienten in einer Sprechsituation angestrebt wird und ob er damit einverstanden wäre, selbst gelegentlich mit auf das Bild zu kommen.

In einer Kommunikation ist es hilfreich, bestimmte Aspekte zu berücksichtigen. Einige *Kommunikationsregeln für nahestehende Menschen* (R. Sponsel 2004) lauten:

- Wünsche und Bedürfnisse klar ausdrücken
- Gefühle, Empfindungen, Stimmung ausdrücken
- Beurteilung und Meinung fei ausdrücken
- Bewertungen für sich selbst vornehmen (nicht besser wissen wollen, was für andere gut oder schlecht ist)
- Taktgefühl zeigen
- Verantwortung für sich übernehmen (in der Ich-Form sprechen)
- Akzeptieren, dass Gefühle beim anderen nicht verlangt werden können
- Belehrungen und autoritäres Verhalten aufgeben
- Ichbezogenheit aufgeben (Akzeptieren, dass mir nahestehende Menschen nicht da sind, um mir alles recht zu machen)
- Auf Kommunikationswunder verzichten (Akzeptieren, dass nahestehende Menschen nicht erspüren müssen, wie es um mich bestellt ist)
- Destruktives Verhalten einschränken (Schweigen, schmollen, beleidigt oder gekränkt sein pflegen, Vorwürfe, Schuldzuwei-

sungen, Verletzen, Beleidigen, Drohen, Bedrohen, Erpressen, Ironie, Zynismus)
- Konflikte konkret hier und jetzt lösen
- Grenzen erkennen und respektieren – Realistisch bleiben

Die „goldene Regel" bei dieser Aufstellung lautet: *„Wenn ich möchte, dass andere auf meine Bedürfnisse Rücksicht nehmen, bin ich gut beraten, wenn ich meinerseits die Bedürfnisse der anderen beachte."*

Weitere hilfreiche Aspekte zwischenmenschlicher Kommunikation sind zum Beispiel:

- Zugewandtes Sprecher- und Zuhörerverhalten
- Blickkontakt halten
- Das Gegenüber aussprechen lassen
- Ein Hin und Her ermöglichen – Dialog statt Monolog
- Gestik und Mimik zulassen
- Präsente Körperhaltung zeigen
- In angemessenem Sprechtempo reden
- Pausen einhalten
- Die Stimme angemessen klingen lassen (Tonhöhe, Lautstärke)

Das einzige, was Stotternde von all diesen aufgezählten Aspekten wirklich nicht können, ist flüssig reden. Alle anderen Aspekte von zwischenmenschlicher Kommunikation müsste ein Stotternder (wieder) erlernen können, bzw. wieder einzusetzen bereit sein.

Wie hoch ist das Selbstwertgefühl selbstsicher wirkender Menschen?

Häufig werden die Begriffe *Selbstbewusstsein* und *Selbstwertgefühl* gleichgesetzt. Während das *Selbstwertgefühl* synonym zu den weiteren Begriffen *Selbstsicherheit* und *Selbstvertrauen* verwendet wird, handelt es sich beim *Selbstbewusstsein* um etwas anderes. Wie in der Therapie des Stotterns deutlich aufzeigt wird, kann jemand ein ausgeprägtes Selbstbewusstsein haben, indem ihm vieles über sich selbst oder über sein Selbst bewusst ist. Von einem starken Wertgefühl seines Selbst kann er dabei aber dennoch weit entfernt sein. Im Gegenzug kann jemand über ein hohes Selbstwertgefühl verfügen, indem er sich wohl und stark fühlt, jedoch wenig über sich selbst weiß, sich also seiner selbst wenig bewusst ist. Mir haben schon oft Stotternde berichtet, dass es ihnen in der Kindheit an Selbstwertgefühl und Selbstsicherheit gemangelt hat und auch heute noch mangelt. Aus dem Blickwinkel vieler Stotternder sind die meisten Flüssigsprecher Menschen mit einem hohen Selbstwertgefühl, die ihr Leben ziemlich lässig meistern. Leute, die mit einer Leichtigkeit durch die Tiefen des Lebens fahren, Kontakte mal eben so knüpfen oder lösen, als wäre nichts daran, als würden sie das immer so machen. Von daher ist es zunächst für einen Stotternden von großer Bedeutung, zu erfahren, wie es um das Selbstwertgefühl und die Kontaktfähigkeit seiner Mitmenschen bestellt ist. Im nächsten Schritt kann dann das Ziel formuliert werden, das Selbstwertgefühl des Stotternden zu steigern. Eine Möglichkeit ist, dass der Therapeut dieses Thema von sich aus anspricht und mit seinem Patienten erarbeitet, dass dessen Vorstellung von der Kommunikationsfähigkeit sowie dem Selbstbewusstsein und Selbstwertgefühl seiner Mitmenschen eventuell weit von der Realität abweicht. Diese abweichenden Vorstellungen haben allerdings nicht nur Stotternde, sondern sehr viele offensichtlich nicht sichtbar kommunikationsgestörte Menschen auch. Sehr hilfreich auf dem Weg zur Erlangung von mehr Selbstwertgefühl ist die Fähigkeit, bei den Mitmenschen die Intensität des Selbstbewusstseins richtige einschätzen zu können.

Nachdem der Therapeut das Thema angesprochen hat, kann der Patient seinerseits weitergehen und von sich aus Leute aus seinem Bekanntenkreis auf deren Selbsteinschätzung, Selbstbewusstsein und Selbstwertgefühl ansprechen. Ich habe im Therapie- und

Seminaralltag, sowie im privaten Umfeld immer wieder das zumindest zeitweise auftretende geringe Selbstwertgefühl vieler Menschen beobachten können. Und es waren Leute dabei, von denen zunächst niemand angenommen hätte, dass sie im Grunde einsam und schüchtern sind. Bodygebuildete Männer mit einer Figur wie Arnold Schwarzenegger als Terminator fühlten sich klein und schwach, und so manche Frau war zermürbt von Selbstzweifeln und weit entfernt davon, als strahlende Persönlichkeit der Mittelpunkt des Lebens zu sein, als der sie von Außenstehenden betrachtet worden war. Leider gibt es selten die Gelegenheit, mit einem Menschen solche Gespräche zu führen, wenn sie nicht direkt angeleitet werden. Dennoch kann es sehr interessant sein, einmal so weit zu kommen. Wenn der Stotternde in seinem Bekanntenkreis über seine Therapie spricht, könnte er dieses Thema einmal anschneiden. Eine Möglichkeit, mit Fremden darüber ins Gespräch zu kommen, ist, im Rahmen der Therapie Interviews auf der Straße zu führen, in denen es unter anderem um Stottern gehen kann und – warum nicht? – über das Thema Selbstbewusstsein und Selbstwertgefühl gesprochen werden kann. Vor allem mit den vielen Studenten einer typischen Universitätsstadt, wie Erlangen habe ich gute Erfahrungen gemacht, diesbezüglich ins Gespräch zu kommen.

Abschließend lässt sich feststellen: viele der Menschen, die so wirken oder auch nur so aussehen, als hätten sie ein ausgeprägtes Selbstbewusstsein und ein hohes Selbstwertgefühl, sind nicht besonders selbstbewusst und vielleicht sogar besonders wenig selbstsicher. Das dürfen unsere Patienten auch erfahren, wenn sie immer wieder nach einem höheren Selbstvertauen flehen oder gar meinen, wenn sie nicht mehr stottern würden, wären sie weitaus selbstsicherere Leute, denen es nicht schwer fiele, andere Menschen anzusprechen, Kontakte zu knüpfen oder einen Partner zu finden. Denn Stottern kann, muss aber nicht unbedingt, das Selbstwertgefühl schmälern oder einschränken. Mancher sehr selbstsichere Stotternde bestätigt das. Grundsätzlich kann man aber feststellen, dass Menschen mit einem hohen Selbstwertgefühl kontaktfreudiger und glücklicher als andere Menschen sind.

Vor einigen Jahren hatte ich mit einem 20-jährigen stotternden Mann bereits eine gewisse Zeit an der Verflüssigung des Sprechens gearbeitet und er war in der Therapiesituation wirklich sicher flüssig. Sein eigener Wunsch war es dann eines Tages, auf die Straße zu gehen und Leute anzusprechen, was er sich früher nie getraut hatte und was seiner Meinung nach einzig auf das Stottern zurück zu führen war. Vor allem junge Frauen anzusprechen war sein Ziel, mit dem wir dann auf die Straße gingen. Voller Vertrauen in seine eigenen Sprechfähigkeiten standen wir dann auf einem Platz, wo es genügend Menschen gab, die er hätte ansprechen können. Aber da merkte er plötzlich, dass seine Kontaktscheu doch nicht die direkte Folge seines Stotterns war, sondern dass er insgesamt ein scheuer Mensch voller Kontaktängste war. *„Ich weiß, ich könnte jetzt ohne zu stottern sprechen, aber ich traue mich nicht, überhaupt irgendetwas zu sagen".* Das musste er in diesem Augenblick tränenreich erkennen.

III. Modifikation

1. Haltung, Atmung, Tonus

Es kann hilfreich sein im Bereich der modifizierenden Interventionsmaßnahmen, mit Körperarbeit zu beginnen. Alle Therapeuten, die Erfahrungen im Bereich der Stimmtherapie haben, müssten sich in dem folgenden Behandlungssegment wohl und sicher fühlen, geht es doch hier darum, Anteile aus der Stimmtherapie in die Stottertherapie zu integrieren.

Die meisten Stotternden haben Schwierigkeiten mit der physiologischen, angemessen natürlichen Atemführung, vor allem mit der Einteilung der Ausatemluft in Satzeinheiten. Viele Stotternde leiden unter einer permanenten „Ausatemnot", bedingt durch viel zu hastiges und viel zu häufiges Einatmen in Verbindung mit der Überdehnung der angewendeten Phrasenlänge *("wenn ich schon mal flüssig rede, unterbreche ich doch nicht freiwillig den Redefluss, indem ich eine Pause mache!")*. Die Bedeutung der richtigen Atmung ist bereits Laien klar, die intuitiv spüren, dass da etwas nicht stimmt *("Hol´ tief Luft, Junge!")*. Auch vielen Stotternden ist gegenwärtig, dass ihre Atmung in irgendeiner Form gestört ist. Da die (Aus-)Atmung bei den Menschen gleichzeitig Trägerin des Sprechens ist, sind Unterbrechungen im Redefluss immer auch Unterbrechungen im Atemfluss.

Enge, „modische" Kleidung ist wenig hilfreich – stattdessen kann der Patient einen Trainingsanzug oder eine wirklich bequeme Kleidung tragen, die die Atembewegungen im Bauchbereich nicht behindert. Es ist immer wieder erstaunlich zu sehen, welche schnürkorsettartig enge Kleidung viele Menschen noch als bequem betrachten. Wir sehen enge Jeans mit eng geschnalltem Gürtel und der Patient meint, es sei wirklich bequem so.

Haben wir günstige Voraussetzungen für die Erlangung einer natürlichen, physiologischen Atmung in Form von geeigneter Kleidung hergestellt, kann die Atemarbeit beginnen. Am leichtesten ist es, den physiologischen Atem in der Liegeposition zuzulassen. Im Liegen entspannen sich all die Haltekräfte, die viele Menschen einsetzen, um ihren Bauch nicht zu weit hervorragen zu lassen und um

Fehlhaltungen auszugleichen. Es ist schon sonderbar: im Kindesalter atmen und halten sich fast alle Menschen richtig, das heißt kombiniert in Bauch, Flanken und Oberbauchbereich bei aufrechter Sitzhaltung. Wenn die Kinder älter werden, beginnen sie eine Art Hochatmung zu entwickeln, möglicherweise aus fehl-verstandenen Haltungs- und Idealvorstellungen. *„Brust 'raus, Bauch 'rein"* – damit haben schon sehr viele Therapeuten zu kämpfen gehabt und je größer der Bauch und je länger schon dagegen angeatmet und dagegen gehalten wurde, desto schwieriger wird es, zu der normalen und gesunden Bauchatmung wieder zurückzukehren. Aber auch bei Menschen ohne Übergewicht kann man häufig eine Neigung zur Hochatmung feststellen. Diese Leute klagen häufig über Fehl- und Anspannungen.

Dem Patienten wird erklärt, wie Atmung funktioniert. Eventuell kann eine Zeichnung angefertigt oder eine anatomische Skizze herangezogen werden, aus der er ersehen kann, dass das Zwerchfell der eigentliche Atemmuskel ist und nicht die Zwischenrippenmuskulatur. Die Zwischenrippenmuskulatur benötigen wir nur als Atemhilfsmuskeln bei hoher körperlicher Belastung, wie zum Beispiel beim Sporttreiben. In Ruhe oder bei der Phonationsatmung (der Atmung mit Stimmgebung) kann die übertriebene Zuhilfenahme der Atemhilfsmuskulatur zu einer vermehrten Spannung im Brustbereich führen und von dieser Spannung gibt es bei Stotternden bereits genug. Wie ein Kolben in einem Zylinder soll das Zwerchfell arbeiten und dabei den Atemraum von oben nach unten und andersherum erweitern und verringern, was ein Ein- und Ausatmen zur Folge hat. Das Prinzip der Spritze oder des Verbrennungsmotors ist dasselbe: im Hohlraum bewegt sich etwas auf und ab. Den meisten Menschen leuchtet es ein, dass die Spritze so benutzt wird, wie man es kennt. Verglichen mit einer Hochatmung allerdings würde es bedeuten, dass die Spritze nicht mit dem Kolben nach oben zur Nadel hin (beim Injizieren, also mit der Atmung betrachtet beim Ausatmen) verwendet wird, sondern im Ganzen zusammengedrückt werden müsste, ähnlich wie der Spritzbeutel beim Konditor oder eine Zahnpastatube.

Eine lockere Körperhaltung, aufrecht und ohne Anspannungen, schafft die notwendigen Bedingungen, um den Atem in der richtigen Menge in die richtige Region beim Sitzen oder im Stehen fließen zu lassen. Dazu wird die physiologische Sitz- und Stehhaltung erarbeitet. Die Haltung soll möglichst weite Räume im Bauchbereich schaffen, in die später die Atmung gelangen kann.

Die aufrechte Sitzhaltung soll auf dem vorderen Stuhldrittel möglichst ohne Anlehnen unter Realisierung von drei „rechten Winkeln" erreicht werden. Dabei werden die Füße direkt unterhalb der Unterschenkel platziert, zwischen Oberschenkeln und Rücken zeigt sich der erste rechte Winkel. Durch die geeignete Wahl der Sitzmöglichkeit und deren Höhe ergibt sich der zweite rechte Winkel im Kniegelenk. Der dritte rechte Winkel wird zwischen Fuß und Unterschenkel gebildet. Eine Hilfsmöglichkeit ist das Erspüren der Sitzhöcker, die dann am deutlichsten fühlbar sind, wenn die Wirbelsäule aufgerichtet ist und das Becken nicht zu weit nach vorne oder hinten abgekippt ist. Die typische Haltung vieler Menschen ist die mit nach hinten abgekipptem Becken. Dadurch wird meist auf den Gesäßbacken gesessen und zwangsläufig folgt im weiteren Verlauf des Rückens eine Rundform. Ein Rundrücken bewirkt eine Einschnürung der unteren Bauchräume, so dass eine Atembewegung hier nicht mehr so gut hin gelangen kann. Das Hohlkreuz mit zu stark durchgedrücktem Rücken *(„Brust raus...")* hingegen fördert ebenfalls die Tendenz zur Hochatmung, indem das Bauchfell straff gespannt ist und der Brustkorb gehoben wird. Mit dieser Haltung wird man fast automatisch in den Brustraum atmen.

Viele Stottersymptome gehen mit glottalen Verkrampfungen einher, das sind Anspannungen auf Kehlkopfebene. Hierbei schließen sich die Stimmlippen und werden mit einer derartig hohen Kraft zusammengehalten, dass ein Sprengen nur über einen sehr hohen subglottischen Druck (unterhalb der Kehlkopfebene in der Luftröhre), wenn überhaupt, möglich ist. Diese Verkrampfungen entstehen beim Blockieren von Vokalen und äußern sich üblicherweise in viel zu harten Stimmeinsätzen. Auf dem Wege der Stimmtherapie können solche Anspannungen gut angegangen werden. Ein gutes Stimmtraining kann unterstützend bei der Arbeit an glottalen Verspannungen wirken, indem der Patient lernt, durch einen weichen Stimmeinsatz Blockierungen auf Glottisebene zu verringern. Außerdem kann durch die Arbeit an einer tragfähigeren Stimme das leichte, mühelose Sprechen gefördert werden, was wiederum zur Verringerung der Symptomatik führen kann.

Zweifellos atmen viele Stotternde nicht gerade optimal. Eine Möglichkeit, daran etwas zu verändern, ist die der besseren Atemführung. Dennoch: das Stottern entsteht nicht aus einer Fehlatmung heraus – wäre es so, müsste man sich fragen, warum so verhältnismäßig wenige Leute stottern, denn es atmen sehr, sehr viele Menschen nicht optimal. Ebenso ist es für Stotternde auch möglich, mit einer deutlichen Hochatmung flüssig zu sprechen, nämlich fast immer dann, wenn kein kommunikativer Stress besteht, also im Selbstgespräch oder beispielsweise in der „Unterhaltung" mit Tieren. Auch das flüssige Realisieren der Wörter beim Singen ist bekanntermaßen für fast keinen Stotternden eine Schwierigkeit und dies geschieht mit Sicherheit ebenfalls oft mit einer Hochatmung. Die Arbeit an der Atmung kann in der Behandlung des Stotterns gleichwohl ein wichtiger Teilbereich sein, eben auch, um die Funktion der Sprechabläufe zu begreifen. Allerdings genügt es nicht, sich auf diesen Bereich zu beschränken. Bei der Anwendung einiger Sprechhilfen jedoch, wie zum Beispiel beim Gliedern mit Pausen, ist das Beherrschen einer zügigen und ökonomischen Atemergänzung ausgesprochen hilfreich. Davon wird im Abschnitt Sprechhilfen noch die Rede sein.

Bei der Entstehung der Kommunikationsstörung tritt zuerst das Stottern auf. Erst später kommen abnorme Atemmuster hinzu (Natke 2004). Stotternde stottern also nicht deshalb, weil sie falsch atmen, aber es stimmt, dass Stotternde nicht richtig atmen, wenn sie stottern. Ein 50-jähriger Patient hat es einmal auf den Punkt gebracht: *„Wenn ich stottere, dann atme ich nicht".* Nicht andersherum. Es reicht also keinesfalls aus, Stottern ausschließlich mit einer physiologischen Atemführung „bekämpfen" zu wollen. Das richtige Atmen ist lediglich ein Aspekt in der Behandlung des Stotterns.

Manche ernstzunehmenden Formen der (Psycho-)Therapie gehen davon aus, dass ein richtiges Fühlen in den Körper und in Ge-Fühle hinein erst mit einer entspannten Atmung wirklich gut möglich ist. Das Hineinlassen der Atmung tief in den Bauch hinein kann eine wesentliche Voraussetzung sein, den Zugang zu bewegenden Gefühlen zu ermöglichen. Ich muss noch hinzufügen, dass eine Atmung wirklich „in den Bauch hinein" anatomisch gesehen gar nicht möglich ist, da Menschen über keinerlei Atmungsorgane im Bauch verfügen. Natürlich atmet der Mensch auch bei der „Bauchatmung" in die Lungen hinein, genauso, wie bei der „Brustatmung". „Bauchatmung" ist eigentlich nur eine Vorstellungshilfe für den Patienten. Das, was den Bauch beim „Bauchatmen" nach vorne treten lässt, ist weder die Luft, noch eine Ausdehnung eines Atmungsorgans. Der Bauch wölbt sich deshalb vor, weil das oberhalb liegende Zwerchfell durch eine Absenkung (um Luft in die Lungen strömen zu lassen) die unterhalb liegenden Organe zusammenstaucht und diese wählen den Weg des geringsten Widerstandes – sie wölben damit die Bauchdecke vor.

Im weiteren Verlauf der Therapie werden zusätzlich spannungsregulierende Übungen durchgeführt, damit der Stotternde lernt, seine meist vorhandenen körperlichen Anspannungen abzubauen. Dies geschieht mittels Übungen aus dem Autogenen Training (AT), der Eutonie oder benachbarter Techniken. Für besonders günstig halte ich Übungen aus dem Autogenen Training, die Progressive Muskelentspannung nach Jacobson sowie Phantasiereisen.

Das Autogene Training ist hinlänglich bekannt, es existieren verschiedene Auslegungen davon und es gibt keinen Grund, die Originalformeln nicht individuell abzuändern. Schließlich geht es nicht um Zauberformeln, die nur mit den richtigen Worten wirken, sondern um den Inhalt. Ich verwende meist Anleitungen in Anlehnung an den „Intensivkurs für das Autogene Training" (Kleinsorge 1991), die ich nach meinen Vorstellungen entsprechend modifiziert habe. Im Vergleich zum herkömmlichen Autogenen Training habe ich die Feststellung gemacht, dass es für manche Patienten schwierig sein kann, mit dem Gefühl umzugehen, wenn nach Abschluss einer Übung nur <u>ein</u> Arm schwer geworden ist. Es gab immer wieder Anregungen, gleich mit der Übung für beide Arme zu beginnen, eventuell einer nach dem anderen, da sich gelegentlich ein starkes Ungleichgewicht der körperlichen Schwerezustände ergibt, wenn nur mit einer Seite gearbeitet wird und die Übung damit abgeschlossen ist.

Das Wort „schlaff" verwende ich nicht. Es kann nicht Ziel einer Übung sein, einen Menschen erschlaffen zu lassen, da jeder Mensch zumindest auf ein Mindestmaß an Spannung angewiesen ist. Eine gewisse Nutzspannung halte ich für unbedingt notwendig. Das Erreichen einer „Schlaffheit" ist bereits zuviel des Guten, denn einschlafen soll unser Patient ja nicht. Das AT kann man sowohl im Sitzen wie auch im Liegen durchführen. Manche Patienten mögen gerne eine leise Musik im Hintergrund, manche nicht. Das ganz leise Ticken einer normalen Uhr im Therapieraum kann bei großer Stille plötzlich für manche Menschen sehr nervig werden. Nehmen wir also vor der Übung falls gewünscht die Uhr von der Wand und legen sie vor der Türe ab. Da Rechtshänder oft ein etwas besseres Gefühl im rechten Arm haben und Linkshänder umgekehrt, leite ich bei Übungen zum Schwermachen der Gliedmaßen zunächst die Seite an, auf der der Patient seine motorische Dominanz hat. Vor Beginn einer Übung wird dem Patienten erklärt, dass gegen Ende der Übung *„Drei tiefe Atemzüge"* angeleitet wird. Diese Aktivierung dient dazu, den Sauerstoffumsatz im Körper wieder etwas zu erhöhen, was die Wachheit fördert. Dann soll der Patient die Arme anziehen und in eine angewinkelte Haltung bringen, wobei er ein erhöhtes Maß an Spannung anwenden soll. Auch dies führt zur Tonisierung nach Beendigung der Übung. Schließlich kann er sich etwas strecken, falls gewünscht, um dasselbe zu bewirken.

Folgende Übungen haben sich bewährt:

Einleitung (bei jeder Übung zu Beginn):

„Schließen Sie die Augen und versuchen Sie sich im Raum zu orientieren. Versuchen Sie sich vorzustellen, wie weit die Entfernung bis zu den vorderen und hinteren Begrenzungen des Raumes ist (zu den seitlichen, zur oberen und unteren Begrenzung). Geräusche, die von außen an Ihr Ohr dringen, nehmen Sie wahr, aber lassen Sie sich davon nicht stören – lassen Sie sie weiterziehen" (Leider kann es nicht ausbleiben, dass ein Rest an Störschall in den Therapieraum

eindringt. Es ist besser, den Patienten darauf vorzubereiten, anstatt ihm zu vermitteln, es herrsche eine Ruhe wie in der Wüste).

„Nun beginnen wir mit der ersten (zweiten...) Übung" -

Übung I - Ruhe

„Ich bin ruhig, vollkommen ruhig und entspannt
Ich bin ruhig, vollkommen ruhig und entspannt
Tiefe Ruhe zieht durch meinen ganzen Körper
Der ganze Körper ist entspannt und locker
Ich bin ruhig, ganz ruhig und entspannt
Ich bin ruhig, entspannt und locker
Drei tiefe Atemzüge –
Arme anziehen – Augen auf"

(Bevor die Anleitung „Arme anziehen" erfolgt, kann der Therapeut die Anzahl der drei Atemzüge des Patienten mitzählen, um nicht zu früh die nächste Anweisung zu erteilen.)

Übung II - Schwere in den Armen

„Ich bin ruhig, vollkommen ruhig und entspannt
Ich bin ruhig, vollkommen ruhig und entspannt
Tiefe Ruhe zieht durch meinen ganzen Körper
Der ganze Körper ist entspannt und locker
Schwer liegt der rechte Arm auf   (bei Linkshändern: der linke)
Der rechte Arm ist bleiern schwer
Schwer und entspannt
Der rechte Arm ist schwer
Schwer ist auch der linke Arm   (bei Linkshändern: der rechte)
Der linke Arm ist bleiern schwer
Schwer und entspannt
Beide Arme sind schwer
Schwer und entspannt
Ich bin ganz ruhig
Drei tiefe Atemzüge –
Arme anziehen – Augen auf"

Übung III - Schwere in Armen und Beinen

„Ich bin ruhig, vollkommen ruhig und entspannt
Ich bin ruhig, vollkommen ruhig und entspannt
Tiefe Ruhe zieht durch meinen ganzen Körper
Der ganze Körper ist entspannt und locker
Schwer liegen die Arme auf
Beide Arme sind bleiern schwer
Schwer und entspannt
Beide Arme sind schwer
Schwer sind auch die Beine
Beide Beine sind bleiern schwer
Schwer und entspannt
Arme und Beine sind schwer
Schwer und entspannt
Ich bin ganz ruhig

Drei tiefe Atemzüge –
Arme anziehen – Augen auf"

Übung IV - Schwere und Wärme in Armen und Beinen

„*Ich bin ruhig, vollkommen ruhig und entspannt*
Ich bin ruhig, vollkommen ruhig und entspannt
Tiefe Ruhe zieht durch meinen ganzen Körper
Der ganze Körper ist entspannt und locker
Schwer liegen die Arme auf
Schwer sind auch die Beine
Schwer und entspannt
Arme und Beine sind schwer
Schwer und entspannt
Der rechte Arm wird warm durchströmt
Wohlige Wärme strömt durch den rechten Oberarm
durch den Unteram, durch die Hand, bis in die Fingerspitzen
Der rechte Arm ist warm
Der linke Arm wird warm durchströmt
Wohlige Wärme strömt durch den linken Oberarm
durch den Unteram, durch die Hand, bis in die Fingerspitzen
Der linke Arm ist warm
Beide Arme sind warm durchströmt
Das rechte Bein wird warm durchströmt
Wohlige Wärme strömt durch den rechten Oberschenkel
durch den Unterschenkel, durch den Fuß, bis in die Zehenspitzen
Das rechte Bein ist warm
Das linke Bein wird warm durchströmt
Wohlige Wärme strömt durch den linken Oberschenkel
durch den Unterschenkel, durch den Fuß, bis in die Zehenspitzen
Das linke Bein ist warm
Beide Beine sind warm durchströmt
Arme und Beine sind warm durchströmt
Arme und Beine sind warm und schwer
Warm, schwer und locker
Ich bin ganz ruhig

Drei tiefe Atemzüge –
Arme anziehen – Augen auf"

Übung V – (Kurzform der Übung IV)

„Ich bin ruhig, vollkommen ruhig und entspannt
Ich bin ruhig, vollkommen ruhig und entspannt
Tiefe Ruhe zieht durch meinen ganzen Körper
Der ganze Körper ist entspannt und locker
Schwer liegen die Arme auf
Schwer sind auch die Beine
Schwer und entspannt
Arme und Beine sind schwer
Schwer und entspannt
Beide Arme werden warm durchströmt
Wohlige Wärme strömt durch beide Arme
Beide Beine werden warm durchströmt
Wohlige Wärme strömt durch beide Beine
Beide Beine sind warm durchströmt
Arme und Beine sind warm durchströmt
Arme und Beine sind warm und schwer
Warm, schwer und locker
Ich bin ganz ruhig

Drei tiefe Atemzüge –
Arme anziehen – Augen auf"

Übung VI - Atemübung

„Ich bin ruhig, vollkommen ruhig und entspannt
Ich bin ruhig, vollkommen ruhig und entspannt
Tiefe Ruhe zieht durch meinen ganzen Körper
Der ganze Körper ist entspannt und locker
Arme und Beine sind schwer und warm
Schwer, warm und entspannt
Ganz ruhig ist auch die Atmung
Der Atem geht ganz leicht
Ich atme gleichmäßig und entspannt
Ruhig und entspannt
Leicht und frei strömt die Luft
Frisch und erfrischend
Ich atme ganz ruhig, ganz von selbst
Ich bin ganz ruhig
Drei tiefe Atemzüge –
Arme anziehen – Augen auf"

Übung VII - Herzübung

„Ich bin ruhig, vollkommen ruhig und entspannt
Ich bin ruhig, vollkommen ruhig und entspannt
Tiefe Ruhe zieht durch meinen ganzen Körper
Der ganze Körper ist entspannt und locker
Arme und Beine sind schwer und warm
Schwer, warm und entspannt
Ganz ruhig ist auch die Atmung
Das Herz schlägt ruhig und kräftig
Ruhig und kräftig schlägt mein Puls
Das Herz wird warm durchströmt
Wohlige Wärme strömt durch mein Herz
Das Herz ist angenehm warm
Ich bin ganz ruhig

Drei tiefe Atemzüge –
Arme anziehen – Augen auf"

Übung VIII - Kopfübung

„*Ich bin ruhig, vollkommen ruhig und entspannt*
Ich bin ruhig, vollkommen ruhig und entspannt
Tiefe Ruhe zieht durch meinen ganzen Körper
Der ganze Körper ist entspannt und locker
Arme und Beine sind schwer und warm
Mein Kopf wird frei und leicht
Die Stirn wird angenehm kühl
Ich spüre die Kühle an meinem Kopf vorbeiströmen
Mein Kopf ist klar
Glasklar und frei
Mein Kopf ist frisch und frei
Ich könnte mich auf jeden Gedanken konzentrieren
Mein Kopf ist klar, frisch und frei
Ich fühle mich frisch, erholt und konzentriert
Ich bin ganz ruhig
Drei tiefe Atemzüge –
Arme anziehen – Augen auf"

Übung IX - Vertiefte Ruheübung

„*Ich bin ruhig, vollkommen ruhig und entspannt*
Ich bin ruhig, vollkommen ruhig und entspannt
Tiefe Ruhe zieht durch meinen ganzen Körper
Der ganze Körper ist entspannt und locker
Arme und Beine sind schwer und warm
Ich bin ganz ruhig und entspannt
Nichts stört mich mehr
Ruhe breitet sich in mir aus
Und nimmt mir die Schwere des Tages
Alle Gedanken weichen von mir
Ich bin ganz gelöst und entspannt
Ganz ruhig und entspannt
Ich bin ganz ruhig
Drei tiefe Atemzüge –
Arme anziehen – Augen auf"

Die Dauer der Durchführung der einzelnen Übungen variiert stark je nach Inhalt und der Verfassung des Patienten. Ziel soll sein, einzelne Übungsschritte immer sicherer und immer rascher zu verinnerlichen, so dass eine durchaus alltagstaugliche Form der Entspannung daraus resultiert, die der Patient zum Beispiel auch während der Arbeit erreichen kann, was natürlich erst wirklich gelingt, wenn er bereits eine gewisse Routine entwickelt hat. Unbestritten ist, dass über die Formulierungen, die im Autogenen Training verinnerlicht werden, körperliche Veränderungen eintreten können. Unter Zuhilfenahme von Messgeräten ist es gelungen nachzuweisen, dass die Hauttemperatur von geübten Probanden beim Wärmeerleben ansteigt – die Folge einer vermehrten Durchblutung. Auch meine Studierenden berichten immer wieder von deutlich wärmeren Händen und Füßen nach Durchführung der Übungen des AT. Im Originalbuch von J.H. Schultz ist eine Fülle von Anwendungsmöglichkeiten und Patientenberichten dargestellt, wobei sich der Autor die Mühe gemacht hat, die einzelnen Patientengeschichten über viele Jahre zu verfolgen. Das Autogene Training wird dabei bei weitem nicht nur zur Entspannung eingesetzt, sondern ebenso ganz erfolgreich für die Bekämpfung von vielerlei ernsthaften Erkrankungen. Ich persönlich empfinde das Autogene Training als hervorragendes Instrument, den Körper zu entspannen, zu erfrischen und zu regenerieren. Und eine meiner Studierenden konnte mit Hilfe des AT ihre erhebliche Flugangst wirkungsvoll reduzieren.

Sinnvoll ist es, wenn der Therapeut die Anleitungen nicht litaneiartig abliest, sondern wenn er sie frei formuliert vortragen kann. Bei Bedarf kann er die Übungen auch mitmachen, sollte allerdings darauf achten, die Augen geöffnet zu halten, damit er den Patienten jederzeit beobachten kann.

Bei allen Übungen, die im Liegen durchgeführt werden, hat der Therapeut die Aufgabe, dafür zu sorgen, dass der Patient nach Beendigung der Übung nicht zu rasch aufsteht. Am besten rollt der Patient sich zunächst auf die Seite, um sich dann mit leicht hängendem Kopf vorsichtig in eine sitzende Haltung aufzurichten. Dann sitzen Therapeut und Patient auf dem Boden und können die Übung auswerten – in dieser Zeit kann sich auch der Blutdruck des Patienten wieder stabilisieren, damit es ihm beim endgültigen Aufstehen nicht schwindelig wird.

Neben den Übungen zum Autogenen Training haben sich Phantasiereisen mit oder ohne Musikuntermalung bewährt. Das Angebot von Meditationsmusik ist sehr groß und jeder hat seine persönlichen Vorlieben. Wichtig ist, dass die Musik leise dargeboten wird und sehr ruhig ist. Auch das rechtzeitige Starten und Stoppen der Kassette beziehungsweise das sanfte Herunterregeln der Lautstärke am Ende der Übung sollte vielleicht zunächst einmal „trocken" versucht werden, bevor die Übung am Patienten durchgeführt wird. Als Phantasiereisen bieten sich die Arbeiten von Else Müller *„Du spürst unter Deinen Füßen das Gras"* und *„Auf der Silberlichtstraße des Mondes"* an. Elemente aus dem Autogenen Training werden hier in kleinen Geschichten eingewoben verwendet, die sie auch für kleinere Patienten zugänglich machen. Da manche Phantasiereisen unter Wasser oder durch die Lüfte führen, ist es angezeigt, vorab mit dem Patienten zu klären, ob er möglicherweise Beklemmungen spüren könnte, wenn er sich zum Beispiel ohne Atemgerät unter Wasser oder ohne festen Boden unter den Füßen in der Luft befindet. Der Therapeut sollte dem Patienten außerdem versichern, dass dieser jederzeit Bescheid sagen und die Übung abbrechen kann, wenn beunruhigende Gefühle während der Durchführung auftauchen.

Das Jacobson-Entspannungstraining („JET" oder auch „PME" für Progressive Muskelentspannung) bietet gute Möglichkeiten, bestehende Spannungszustände zu regulieren.

Basierend auf dem Prinzip, dass einer bewusst angewendeten hohen Anspannung eine deutliche Entspannung folgt, lassen sich Übungen aus dieser Arbeit für die Entspannungstherapie im Allgemeinen, aber auch für die Arbeit am Stottersymptom selbst nutzen. Der Spannungszustand im Muskel soll nach dem Anspannen niedriger sein, als vorher. Weiterhin ist das JET ein hervorragendes Mittel, um Spüren und Fühlen zu lernen – erst einmal auf körperlicher Ebene. Das Fühlen lernen auf geistig-emotionaler Ebene kommt später dran.

Auch von der Progressiven Muskelentspannung gibt es verschiedene Auslegungen und Neuformulierungen. Hier gilt für das Sprechen der Formeln dasselbe wie für die des Autogenen Trainings – improvisierte Formeln sind lebendiger und vielleicht sogar wirksamer, weil sie dem Gefühl des jeweiligen Anleiters entstammen. Besonders bei der Durchführung des JET ist es wichtig, Spontaneität und Lebendigkeit einzubringen. Es ist immer besser, die Formulierungen nicht abgelesen herunterzuleiern, sondern Dynamik und Stimmung mit einzubeziehen. Vor allem ist es hilfreich, im Moment des Anspannens die Stimme anzuheben und etwas lauter zu werden und im Moment des Entspannens die Stimme wieder leiser und/oder tiefer werden zu lassen.

Eine typische Übung aus dem JET wäre folgende:

(Die Einleitung wird sehr langsam mit langen Pausen vorgetragen)

„Schließen Sie die Augen und versuchen Sie sich im Raum zu orientieren.

Sie nehmen Geräusche um sich herum wahr, aber lassen Sie sich davon nicht stören – lassen Sie sie weiterziehen.

Nehmen Sie eine bequeme Haltung ein, lassen Sie die Hände seitlich hängen (wenn der Patient sitzt).

Ballen Sie nun die rechte Hand zur Faust (bei Linkshändern: die linke). *Versuchen Sie, in der Hand eine Spannung aufzubauen. Drücken Sie einfach nur fest zu, ja so ist es gut. Wenden Sie nicht zu viel Spannung an, machen Sie es einfach nur kraftvoll.*

Spüren Sie jetzt einmal, wo Sie überall Spannung aufbauen - in der Hand, im Unterarm, im Oberarm, vielleicht sogar bis in den Schultern.

Halten Sie die Spannung noch ein wenig – und jetzt lassen Sie los – öffnen Sie die Hand und machen Sie gar nichts mehr.

Verweilen Sie ein wenig und spüren Sie nach, wie die Spannung, die Sie eben aufgebaut haben, nachlässt.

Die Spannung weicht aus der Hand, aus dem Unterarm, vielleicht auch aus dem Oberarm und den Schultern. (Pause)

Jetzt noch einmal: die Hand zur Faust ballen und drücken Sie fest zu. Ganz fest, ja genau, aber nicht so fest, dass es unangenehm wird. Drücken Sie nur so fest zu, dass es fast unangenehm wird, aber nur fast. Ja.

Und jetzt halten Sie die Spannung, spüren Sie noch einmal genau nach, wo Sie jetzt Spannung aufbauen, wo entsteht Spannung? Die Spannung einen Moment halten – und halten –

und jetzt lösen Sie wieder die Spannung, öffnen Sie die Hand und lassen Sie die Spannung weichen, die Sie gerade noch aufgebaut haben. Spüren Sie nach, wie die Spannung weniger wird und schließlich ganz aufhört. (Pause)

Jetzt ballen Sie die linke (die rechte) *Hand zur Faust...*

Nun ziehen Sie die Schultern in die Höhe. Ganz hoch, fast bis an die Ohren

Spüren Sie jetzt einmal, wo Sie überall Spannung aufbauen.

Halten Sie die Spannung noch ein wenig – und jetzt lassen Sie los – senken Sie die Schultern ganz herab, bis sie richtig hängen

Verweilen Sie ein wenig und spüren Sie nach, wie die Spannung, die Sie da eben aufgebaut haben, nachlässt.

Die Spannung weicht jetzt ganz aus den Schultern. (Pause)

Jetzt noch einmal: ziehen Sie die Schultern in die Höhe. Ganz hoch, bis an die Ohren. Ganz fest, ja genau, aber nicht so fest, dass es unangenehm wird. Spannen Sie nur so fest an, dass es fast unangenehm wird.

Und jetzt halten Sie die Spannung, spüren Sie noch einmal genau nach, wo Sie jetzt Spannung aufbauen, wo entsteht Spannung? Die Spannung einen Moment halten – und halten –

und jetzt lösen Sie wieder die Spannung – senken Sie die Schultern ganz herab, bis sie richtig hängen und lassen Sie die Spannung weichen, die Sie gerade noch aufgebaut haben. Spüren Sie nach, wie die Spannung weniger wird und schließlich ganz aufhört.

Nun pressen Sie die Augen fest zu. Das ganze Gesicht verzieht sich dabei ein bisschen.
Spüren Sie jetzt, wo Sie überall Spannung aufbauen.
Halten Sie die Spannung noch ein wenig – und jetzt lassen Sie los –
Verweilen Sie ein wenig und spüren Sie nach, wie die Spannung, die Sie eben aufgebaut haben, nachlässt.
Die Spannung weicht jetzt ganz aus dem Augenbereich. (Pause)
Jetzt noch einmal: pressen Sie die Augen fest zu, ja, so ist es gut. Ganz fest, ja genau, aber nicht so fest, dass es unangenehm wird. Spannen Sie nur so fest an, dass es fast unangenehm wird.
Und jetzt halten Sie die Spannung, spüren Sie noch einmal genau nach, wo Sie jetzt Spannung aufbauen, wo entsteht Spannung? Die Spannung einen Moment halten – und halten –
und jetzt lösen Sie wieder die Spannung und lassen Sie die Spannung weichen, die Sie gerade noch aufgebaut haben. Spüren Sie nach, wie die Spannung weniger wird und schließlich ganz aufhört.

Als nächstes pressen Sie die Kiefer fest aufeinander. Spüren Sie, wo Sie überall Spannung aufbauen.
Halten Sie die Spannung noch ein wenig – und jetzt lassen Sie los –
Verweilen Sie ein wenig und spüren Sie nach, wie die Spannung, die Sie da eben aufgebaut haben, nachlässt.
Die Spannung weicht jetzt ganz aus dem Kieferbereich. (Pause)
Jetzt noch einmal: pressen Sie die Kiefer fest zusammen, ja, so ist es gut. Ganz fest, ja genau, aber nicht so fest, dass es unangenehm wird. Spannen Sie nur so fest an, dass es fast unangenehm wird.

Und jetzt halten Sie die Spannung, spüren Sie noch einmal genau nach, wo Sie jetzt Spannung aufbauen, die Spannung einen Moment halten – und halten –

und jetzt lösen Sie wieder die Spannung und lassen Sie die Spannung weichen, die Sie gerade noch aufgebaut haben. Spüren Sie nach, wie die Spannung weniger wird und schließlich ganz aufhört.

Nun legen Sie die Lippen aufeinander und pressen Sie die Lippen fest zusammen, benutzen Sie dabei nicht Ihre Zähne! Spüren Sie, wo Sie da überall Spannung aufbauen.

Halten Sie die Spannung noch ein wenig – und jetzt lassen Sie los –

Verweilen Sie ein wenig und spüren Sie nach, wie die Spannung, die Sie eben aufgebaut haben, nachlässt.

Die Spannung weicht jetzt ganz aus dem Lippenbereich. (Pause)

Jetzt noch einmal: pressen Sie die Lippen fest zusammen, ja, so ist es gut. Ganz fest, ja genau, aber nicht so fest, dass es unangenehm wird. Spannen Sie nur so fest an, dass es <u>fast</u> unangenehm wird.

Und jetzt halten Sie die Spannung, spüren Sie noch einmal genau nach, wo Sie jetzt Spannung aufbauen, die Spannung einen Moment halten – und halten –

und jetzt lösen Sie wieder die Spannung und lassen Sie die Spannung weichen, die Sie gerade noch aufgebaut haben. Spüren Sie nach, wie die Spannung weniger wird und schließlich ganz aufhört.

Nun legen Sie die Zunge an den Gaumen und drücken Sie sie kräftig nach oben. Seien Sie vorsichtig mit sich! Machen Sie es nicht zu fest! Spüren Sie, wo Sie da überall Spannung aufbauen.

Halten Sie die Spannung noch ein wenig – und jetzt lassen Sie los –

Verweilen Sie ein wenig und spüren Sie nach, wie die Spannung, die Sie da eben aufgebaut haben, nachlässt.

Die Spannung weicht jetzt ganz aus dem Zungenbereich. (Pause)

Jetzt noch einmal: drücken Sie die Zunge kräftig nach oben an den Gaumen. Nicht so fest, dass es unangenehm wird. Spannen Sie nur so fest an, dass es <u>fast</u> unangenehm wird.

Und jetzt halten Sie die Spannung, spüren Sie noch einmal genau nach, wo Sie jetzt Spannung aufbauen, die Spannung einen Moment halten – und halten –

und jetzt lösen Sie wieder die Spannung und lassen Sie die Spannung weichen, die Sie gerade noch aufgebaut haben. Spüren Sie nach, wie die Spannung weniger wird und schließlich ganz aufhört.

Wird das JET in Verbindung mit gestotterten Lauten verwendet, ist es eine Übung zum Blockauflösen, das im Kapitel III/2 Sprechhilfen erwähnt wird. Ich nenne diese Übung *JET am Symptom*. Alle Laute können wie beim Jacobson-Entspannungstraining angespannt und wieder gelöst und dann schließlich realisiert werden.

Eine typische Übung für die Anwendung des JET am Symptom wäre folgende:

Pressen Sie jetzt die Lippen zusammen, wie Sie das immer beim Stottern des Lautes „p" machen. Machen Sie es genau so, wie sonst, wenn Sie stottern. Nehmen Sie genau die selbe Bewegung. Spüren Sie, wo Sie da überall Spannung aufbauen.

Halten Sie die Spannung noch ein wenig – und jetzt lassen Sie los – und atmen mit „p.hhhhh" aus.

Verweilen Sie ein wenig und spüren Sie nach, wie die Spannung, die Sie da eben aufgebaut haben, nachlässt.

Die Spannung weicht jetzt ganz aus dem Lippenbereich. (Pause)

Jetzt noch einmal: machen Sie noch einmal ein ganz hartes, gepresstes „p", ja, so ist es gut. Ganz fest, ja genau.

Und jetzt halten Sie die Spannung noch einen Moment,

Und jetzt lösen Sie wieder die Spannung und bilden Sie den Laut, den Sie bilden wollten: „p.hhhhh"

Unerheblich ist, ob der Patient während der Übung sitzt oder liegt. Manchen Patienten ist es vielleicht nicht so angenehm, auf dem Boden zu liegen. Dann kann das JET sehr gut im Sitzen durchgeführt werden und später, wenn der Patient mit der Durchführung solcher Übungen vertraut ist, kann die Übung im Liegen durchgeführt werden. Wie bei allen Übungen im Liegen sollte der Therapeut sich möglichst tief mit auf den Boden begeben und nicht auf seinem Stuhl sitzen bleiben. Es kann eine unschöne Stimmung aufkommen, wenn der Patient auf dem Boden auf einer Matte liegt, der Therapeut sich aber einen Meter darüber befindet und die Übungen anleitet. Ich persönlich empfinde es als eine gute Form des Miteinanderarbeitens, wenn der Therapeut sich möglichst oft und möglichst gut auf die Ebene des Patienten begibt und das nicht nur im übertragenen Sinne.

Es empfiehlt sich, mit Rechtshändern mit der rechten Hand und mit Linkshändern mit der linken Hand zu beginnen, da wie schon beim Autogenen Training erwähnt, die dominante Seite die besser durchblutete und besser geübte ist und daher besser geeignet zu sein scheint. Jeder Mensch kann im dominanten Arm die Spannung, das Kribbeln, die Wärme und das Nachlassen der Spannung ein wenig besser spüren als im anderen Arm – deshalb beginnen wir mit der dominanten Seite. Vermutlich würde ohnehin jeder Mensch als erstes einmal seine dominante Hand anspannen, wenn die Instruktion das freiließe.

Beim ersten Anspannen sollte die Anspannung auf keinen Fall zu hoch sein, eine mögliche Folge wäre ein Krampf in einem Muskel. Auch eine genügend lange Pause zwischen den beiden Anspannungen ist sehr sinnvoll. Manchmal ist es direkt zu spüren, wie die Durchblutung in einem Körperteil sich erhöht und es dort wärmer wird. Dann sollte der Muskel auch die Zeit haben, das Blut wieder abfließen zu lassen, bevor erneut angespannt wird.

Das JET kann in allen Muskelpartien angewendet werden, die der Körper bietet, und die einen Bezug zum Stottern haben – Schultern, Arme, Hände, Bauchmuskeln, Beine, Füße, Gesichtsmuskulatur, Zunge, Lippen. Bei Patienten, die eine starke vegetative Begleit-symptomatik in Form von Gesichtsmitbewegungen oder ein deut-liches Pressen als blockierten Anteil der Symptomatik haben, kann der Bezug der Übung zum Stottern sofort hergestellt werden: mittels dieser Übungen sollen die Patienten darauf vorbereitet werden, später einmal ihre schweren Blocks selbst auflösen zu können. Denn während eines schweren Blocks passiert häufig genau dasselbe – die Muskulatur wird angespannt und muss wieder gelöst werden, am besten willentlich.

Zur Vorsicht möchte ich noch erwähnen, dass bei manchen Menschen die Zungenmuskulatur nicht darauf vorbereitet ist, heftig und über eine längere Zeit im Rahmen einer solchen Übung an den Gaumen gepresst zu werden. In Einzelfällen kann es dabei zu Zungenkrämpfen kommen, die äußerst unangenehm sind und oft über Minuten nicht mehr richtig gelöst werden können, weil die Zunge ja nicht, wie zum Beispiel eine Wade, einfach gelockert werden kann. Am besten ist es, den Patienten, wenn die Übung im Bereich der Zunge angeleitet wird, zu informieren, dass er die Zunge auf keinen Fall zu fest an den Gaumen pressen darf.

Bei der Anspannung der Schulter *("ziehen Sie die Schulter hoch, ganz hoch, bis an die Ohren...")* und dem anschließenden Lösen ergibt es sich gelegentlich, dass die Schulter ganz langsam, ganz sacht heruntersinkt, um dann auf halber Höhe stehen zu bleiben. Damit ist das Gegenteil bewirkt – der Patient hält seine Schulter eben auf halber Höhe fest, von einer Entspannung kann keine Rede sein. Hilfreicher ist es, nach dem Lösen der Spannung noch hinzuzufügen: *„und jetzt lassen Sie los und Ihre Schultern zieht es wieder nach unten..."*. Ein ganz plötzliches Lösen der Spannung in den Schultern führt dazu, dass diese *„zack, herunterfallen..."* und das kann ziemlich wehtun. Am besten lässt der Therapeut den Patienten die Schultern langsam senken und achtet dabei sorgfältig darauf, dass die Schultern auch wirklich ganz herabsinken. Ist das nicht der Fall, hilft die Vorstellung von zwei Wassereimern, die in den Händen getragen die Schultern ganz nach unten herabziehen.

Vor einigen Jahren haben zwei Autorinnen berichtet, bei einer Gruppe von Stotternden erfolgreich Übungen aus dem Taiji-Chuan angewendet zu haben (Bley & Mielke, Sprache, Stimme, Gehör 3/93). Diese Patienten konnten signifikante Verringerungen der Stottersymptomatik erreichen. Es liegt nahe, dass alle Formen von Entspannungs- sowie Kraft- oder Kampfsporttraining eine gewisse Symptomreduzierung mit sich bringen können. Zum einen werden innerhalb vieler Trainingsformen Atmungs- oder Entspannungstechniken erlernt, zum anderen kann ein Kampfsporttraining zu einem erhöhten Selbstbewusstsein und Selbstvertrauen führen und damit zu einer Reduzierung von Angstzuständen im Alltag. Sicher ist, dass viele Menschen, die Kampfsporttechniken erlernen, sich ihrer Umwelt mit einem veränderten Selbstwertgefühl zeigen können, völlig unabhängig davon, ob sie stottern oder nicht. Wenn richtig trainiert wird, das heißt mit einer Mischung aus Entspannung, Atmungsübungen und Kraft- oder Konditionstraining, werden Elemente herausgearbeitet, die viele Therapeuten in ihrer Therapie ebenfalls anwenden. Wichtig ist dass geschmeidige Bewegungsabläufe mit einer wohldosierten Atmung kombiniert werden und gleichzeitig das Gefühl der eigenen Stärke wächst. Ist es einem Stotternden gelungen, alle wesentlichen Elemente eines Kampfsports zu erlernen, kann ich mir aus meiner eigenen Kampfsporterfahrung mit Taekwondo sehr gut eine Reduzierung der Stottersymptomatik oder aber eine selbstbewusstere Form des Stotterns mit weniger Angst und Frustration vorstellen. An dieser Stelle muss ich allerdings hinzufügen, dass ich vereinzelt Karate- oder Taekwondo-Kämpfer als Patienten kennen lernen konnte, die nach wie vor gestottert haben und bei denen sich die Symptomatik mit dem Erlernen ihrer Techniken nicht reduziert hatte. Möglicherweise jedoch gibt es so manchen Stotternden, der eben durch das Erlernen eines Kampfsports mit seinen Problemen besser umzugehen gelernt hat und der sich demzufolge auch nicht als therapiebedürftig erlebt hat.

2. Sprechhilfen

Die Anwendung von Sprechhilfen im therapeutischen Alltag ist eine nicht unumstrittene Sache. Es gibt Therapeuten, die versuchen, andere Therapeuten schlecht zu machen. Da wird schon einmal erwähnt, dass der Therapeut XY „nur Sprechhilfen" mache. Gleichzeitig wird damit suggeriert, dass dieses Vorgehen nicht für gut geheißen, für nicht ausreichend empfunden oder sogar verteufelt wird. Wer erarbeitet denn heutzutage noch Sprechhilfen? Ich habe festgestellt, dass nicht nur Logopäden, sondern auch Psychologen und Sprachheilpädagogen wieder vermehrt von der Anwendung von Sprechhilfen berichten. Grundsätzlich lässt sich sagen: Sprechhilfen können eine praktische Steigbügelfunktion haben und – richtig angewendet – dem Stotternden zum ersten Mal in seinem Leben zu einer flüssigeren Form des Sprechens verhelfen, was für diesen oft ein wunderbares Erlebnis ist. Wenn es einem Stotternden gelingt, Sprechhilfen, die bei ihm zu einer Verflüssigung des Sprechens geführt haben, zu verinnerlichen, also wirklich zu einem Teil seiner selbst werden zu lassen, dann kann es möglich sein, dass der Stotternde über diese veränderte Form des Sprechens zu einer neuen Persönlichkeit gelangt und mit dieser auch flüssiger sprechen kann. Wenn es aber nicht gelingt, eine veränderte Form des Sprechens zu verinnerlichen, dann werden diese Sprechweisen für den Stotternden immer etwas Technisches bleiben, das er als etwas Unnatürliches erlebt. Dann werden Sprechhilfen für ihn auch nicht die Methode der Wahl sein. Mit Anwendung dieser Methoden kann der Stotternde zu einem flüssig klingenden Sprecher werden. Ein wirklich flüssiger Sprecher wird er dadurch in aller Regel jedoch auch nicht werden.

Für den Zuhörer besteht eigentlich kein Unterschied zwischen *flüssig klingend* und *flüssig*, für den Stotternden kann dieser Unterschied erheblich sein. Viele Stotternde können flüssig reden, wenn sie bestimmte Methoden einhalten oder Sprechweisen anwenden, die dem Zuhörer nicht auffallen müssen. Dennoch müssen die Stotternden ihre Aufmerksamkeit dabei auf den Sprechakt richten, um zu einer flüssigen Form des Sprechens zu gelangen und so kann schon einmal die Spontaneität verloren gehen. In der Anfangsphase der Therapie wende ich gerne Sprechhilfen an – sie führen zu einer flüssigeren Form des Sprechens, wenn sie angewendet werden, sie geben dem Patienten etwas mehr Sicherheit und die gestiegene Kommunikationsfähigkeit erleichtert es dem Patienten, an andere wichtige Sachen heranzugehen.

Eine für Anfänger schwierige Sache ist das Überprüfen einer Sprechhilfe, von deren „Wirksamkeit" der junge Therapeut selbst noch nicht so ganz überzeugt ist. Es kommt hin und wieder vor, dass ein Patient bei dem Versuch, eine Sprechhilfe zu erproben, plötzlich verstummt und gar nichts mehr sagt oder hinzufügt *„jetzt geht's nicht mehr"*. Der Therapeut sollte in diesem Augenblick flexibel auf die Situation eingehen und den Stotternden mit behutsamem Vorwärtsdrang zum Erreichen des Zieles bringen. Er könnte in diesem Moment die gewählte Sprechhilfe noch einmal sehr übertrieben vormachen, um den Stotternden dann aufzufordern, in das Sprechen einzusteigen. Wenn beide in denselben Text schauen oder dieser beiden vorliegt, besteht die Möglichkeit, im Synchronsprechen, also gemeinsam und gleichzeitig, diesen Text zu lesen. Da ich noch keinen Stotternden erlebt habe, der auch beim Synchronsprechen schwer stottert, dürfte diese Methode eine sehr sichere sein, dem Stotternden den Einstieg in den Lesetext zu ermöglichen.

Solange Sprechhilfen nicht das einzige sind, was in der Therapie angewendet wird, ist es richtig, im Bereich der modifizierenden Maßnahmen auch damit zu arbeiten. Ein weites Feld an Betätigung sind sie auf jeden Fall. Alle Sprechhilfen haben gemeinsam, dass sie sprechtempoverlangsamend und/oder rhythmusausgleichend wirken.

Die Liegende Acht und das Metronomsprechen

Bei der liegenden Acht geht es darum, vor dem Körper mit der Hand oder dem Finger eine liegende Acht in die Luft zu malen und dabei im Takt und Rhythmus zu sprechen. Beim Metronomsprechen wird das Sprechen eher in Silben segmentiert und es klingt oft etwas härter, während mit der liegenden Acht durch ihre Kurven etwas weicher gesprochen werden kann. Das Ergebnis ist meist phänomenal – auch Schwerststotternde können unter Anwendung einer dieser beiden Sprechweisen fast sofort flüssig reden. Trotz des unbestreitbaren „Erfolges" der liegenden Acht und des metronomen Sprechens finde ich, dass es nicht besonders alltagstauglich ist, mit einer solchen Sprechweise zu reden. Unter Anwendung dieser Techniken ist das Sprechen kaum weniger auffällig als mit einem Stottern. Ich bin im großen und ganzen kein Freund der Liegenden Acht, aber wünscht ein Patient die Erarbeitung der liegenden Acht, werde ich sie ihm nicht vorenthalten. Dazu ist es sinnvoll, zunächst eine liegende Acht auf ein großes Blatt Papier zu malen und mit Mitführung eines groß dimensionierten Stiftes oder einer Kreide unter dem Sprechen weitere Achten auf das Blatt zu malen. Dabei soll auf die Einhaltung von Rhythmus und Fluss geachtet werden, was vielen Patienten ungewohnt große Schwierigkeiten bereiten kann. Hin und wieder sehe ich Patienten, die damit große Probleme haben und anscheinend nicht richtig trennen können. Für diese ist eine rhythmusorientierte Arbeit sicher zunächst einmal richtig. So kann der Therapeut den Patienten an der Hand nehmen und mit ihm gemeinsam die Silben einteilen und dabei großzügige Bewegungen vorwärts und rückwärts oder seitlich ausführen. Solche Partnerübungen empfehlen sich, wenn der Patient keine andere Möglichkeit kennen gelernt hat, Wörter richtig zu gliedern oder einen Rhythmus einzuhalten. Dabei ist darauf zu achten, dass der Therapeut, wenn er einen rechtshändigen Patienten hat, selbst die linke Hand für die Übung verwendet und sozusagen spiegelverkehrt rhythmisiert. Diese Bewegungsabläufe müssen auch vom Therapeuten zum Teil erst einmal geübt werden.

Manche schwer stotternden Patienten wenden diese Sprechweise auch in ihrem Alltag an und sagen, dass sie lieber rhythmisiert flüssig sprechen anstatt unrhythmisch zu stottern. Das ist völlig in Ordnung. Dennoch sollte die Arbeit bei diesen und bei anderen

Patienten nicht auf das alleinige Anwenden rhythmusorientierter Sprechweisen beschränkt bleiben.

Wenn man jemanden bittet, spontan eine liegende Acht in die Luft zu malen, wird dieser meistens eine Bewegung machen, die genau entgegen gesetzt zu der ist, die bei der therapeutischen Verwendung der liegenden Acht das Ziel ist. Er wird links oben beginnen und in der ersten Bewegung die Hand nach rechts unten ziehen. Bei der liegenden Acht in der Stottertherapie hingegen soll die Hand auf Höhe der Körpermitte beginnend nach links oben bewegt werden und sodann eine Kurve entgegen dem Uhrzeigersinn beschrieben werden. Links unten angelangt, bewegt sich die Hand nach rechts oben, um dann eine Kurve im Uhrzeigersinn zu beschreiben. In den Kurven angekommen erfolgt eine Betonung des Gesagten. Wichtig dabei ist, nicht silbenweise zu sprechen, sondern im ruhigen, gleichmäßigen Fluss.

Ich konnte schon hin und wieder Stotternde beobachten, die die liegende Acht völlig unkoordiniert mit dem Sprechfluss anwendeten, also mit der Hand munter drauflos kreisten und ohne jeden Rhythmusbezug dabei dennoch flüssig sprachen.

Beim Metronomsprechen geht es noch viel rigider um den Rhythmus – dieser wird z.B. mit einem Metronom vorgegeben und der Stotternde hat dazu gleichzeitig zu sprechen. Er kann sich den Rhythmus auch selbst vorgeben, indem er einen Takt klopft, klatscht oder mit dem Finger tippt. Das alles hört sich etwas sonderbar an. Erinnernd an eine Computerstimme sagt dann auch so mancher Stotternde: *„Das Me-tro-nom-spre-chen-ist-so-lang-wei-lig-da-stot-ter-ich-lie-ber."*

Es gibt andere Sprechweisen, die sich wesentlich natürlicher anhören und die nur unwesentlich schwieriger zu erlernen sind als die Liegende Acht oder das Metronomsprechen. Für die weitaus meisten Patienten lässt sich feststellen, dass die liegende Acht oder das Metronomsprechen eine Minimaltherapie darstellt, die keinesfalls ausreicht. Wer sich auf die alleinige Anwendung dieser Methoden bei allen Stotternden versteift, hat noch nicht erkannt, um welche Vielfalt es in der Therapie des Stotterns geht.

Vokaldehnen

Diese Methode verwende ich gerne, da sie sich sehr natürlich anhören kann, wenn sie gut beherrscht wird. Beim Erarbeiten muss der Patient zunächst einmal bereit sein, diese Sprechhilfe sehr übertrieben anzuwenden, egal wie das klingt und es klingt am Anfang ziemlich wenig alltagstauglich. Die Art des Sprechens in der Übungssituation ist noch nicht dieselbe, die später im richtigen Leben angewendet werden soll. Ich hoffe in diesem Moment auf die Bereitschaft des Patienten, einfach einmal mitzumachen, auch wenn er sich am Anfang noch nicht vorstellen kann, dass diese Methode für ihn irgendwann einmal anwendbar sein soll. Einleitend kann dem Patienten erklärt werden, dass Stottern etwas Hartes, etwas ganz Festes ist, während man nur Sachen dehnen kann, die weich sind. Das Vokaldehnen „weicht" also das Stottern auf, indem die ganze Rede sanfter geführt wird. Weich und hart können in diesem Fall nicht gemeinsam auftreten. Wenn etwas gedehnt wird, ist es auch weich gewesen. Das Ziel des Vokaldehnens ist es, die Vokale der Wörter langgezogen und betont auszusprechen. Viele Stotternde benutzen erstaunlich wenige Betonungen in ihrer Rede. Da wird sehr abgehackt, zackig und hart gesprochen, während die betonten und auch länger gezogenen Anteile, wie sie Flüssigsprecher durchaus verwenden, kaum benutzt werden. Gleichzeitig treten die Blockierungen häufig am Wortanfang auf, es findet also gar kein Einstieg in das Wort statt. Hier setzt das sehr übertrieben angewendete Dehnen an – über einen weichen Stimmeinsatz gelingt der Einstieg in das Wort. Je heftiger das Stottern, desto übertriebener wird das Dehnen angeleitet. Das hört sich dann so an „daaass iiimmer deeer eeerste Voookal iiim Wooort geeedehnt weeerden soooll". Nun gibt es auch viele Wörter, die nicht mit einem gedehnten Anfang in unsere Standardhochlautung passen, (beispielsweise „Vokal", wo die zweite Silbe die betonte ist) aber darüber müssen wir, allerdings nur zu Beginn, hinwegsehen. Beim ersten Üben soll wirklich erst einmal jeder erste Vokal im Wort gedehnt werden. Über das weiche Dehnen können keine harten Blocks auftreten, und so gelingt es vielen Stotternden wirklich zum ersten Mal, flüssiger zu sprechen. Über einen gedehnten Einstieg kann so mancher erst überhaupt in das Wort gelangen.

Der Einstieg in das Dehnen fällt vielen Patienten relativ leicht, am besten wird als Übungsmaterial ein Lesetext genommen. Voraussetzung ist allerdings, dass der Patient zu Beginn der Therapie auch beim Lesen stottert. Stellt sich dagegen ein Patient zur Therapie vor, der beim Lesen keine Schwierigkeiten mit dem Sprechen hat, was nicht gerade selten vorkommt, muss eine Sprechweise im spontanen Gespräch erarbeitet werden. Überhaupt ist es zum Erarbeiten und Üben einer Sprechweise zunächst gar nicht so günstig, wenn der Patient beim Lesen nicht stottert, denn dann müssen alle Schritte mit Vor- und Nachsprechen oder im spontanen Sprechen erarbeitet werden, was durch die emotionale Beteiligung des Patienten während eines Gespräches nicht gerade leicht ist. Am leichtesten lassen sich Sprechhilfen also erarbeiten, wenn der Patient vor Therapiebeginn auch auf Lesetextebene stottert und erst im Lauf der Behandlung eine sicherere Art des Sprechens auf Lesetextebene erlernt.

Manche Patienten trauen sich nicht zu, plötzlich loszulegen und müssen erst einmal ein wenig „angeschoben" werden. Im Wissen, dass diese Sprechweise wirklich ordentlich „funktioniert", kann der Therapeut auch ein wenig unterstützen und den Patienten motivieren: *„Das schaffen Sie, ich bin überzeugt davon, jetzt fangen Sie 'mal an – Ääs waaar aaiinmal aaiin aaalter Köööönig, deeer haaatte zwöööölf Tööööchter... – maaachen Siiie aiiinmaaal waaiiter."* Den meisten Patienten gelingt es spätestens, nachdem der Therapeut die Sprechweise vorgemacht hat, sie einfach nachzumachen. Gelegentlich kommt es allerdings vor, dass ein Patient wirklich nicht beginnen kann. Dann hilft es, unter Anwendung von gleichzeitigem Sprechen unisono (Chorsprechen) oder mit Schatten-sprechen (Therapeut spricht kurze Zeit nach dem Stotternden dieselben Worte), gemeinsam mit dem Patienten zu beginnen und, wenn er einen Einstieg gefunden hat, zu verstummen. Solchermaßen sehr übertriebenes Vortragen hört sich sehr monoton an und das darf es zu Beginn auch. Es hört sich eigentlich genauso monoton und langweilig an, wie es zu lesen ist. *„....diiie waaaren aaalle schöööön, dooch diiie jüüüngste waaar sooo schöööön, daaaß diiie Sooonne sääälbst, diiie doooch sooo maaanches geeesehen haaatte, siiich vääärwunderte, sooo oooft siiie iiihr iiins Geeesicht schiiien."*

Durch ein recht übertriebenes Anwenden der Sprechweise kann der Patient mehr und mehr Sicherheit in der Anwendung der Sprechhilfe bekommen und dann flotter werden, besser passende Vokale dehnen und damit natürlicher betonen und schließlich die Monotonie durch

89

eine lebendige Prosodie ersetzen. Bekommt der Patient langsam Übung in der Anwendung der Sprechhilfe, stellen sich natürlichere Betonungen und Prosodieverbesserungen oft von ganz alleine ein. Wenn sie nicht von alleine kommen, sondern gefordert werden müssen, macht es aber auch meist keine großen Probleme, auf eine natürlichere Schiene des Sprechens zu gelangen.

Ausgehend von einer sicheren Seite, die es für jeden Stotternden einmal geben soll, kann dieser sich vorwagen und flotter, zügiger, kecker oder wagemutiger werden und seine Sprechweise dann spontaner und schneller gestalten. Wichtig ist, dabei gerade noch flüssig, oder zumindest doch symptomarm, zu bleiben.

Ein typischer Verlauf der Erarbeitung von Sprechhilfen beginnt beim Lesen von Texten. Für viele Patienten ist diese Form des Übens einer Technik die leichteste. Der Inhalt ist vorgegeben und die gesamte Konzentration kann auf den Sprechakt gerichtet werden. Als nächstes kann weitergegangen werden zu den sogenannten halbspontanen Übungen – hierbei soll der Patient Bildbeschreibungen abgeben oder Geschichten erzählen, deren Inhalt bekannt ist, beispielsweise von einem Buch oder Film erzählen oder einem zurückliegenden Urlaub. Auch das Schildern eines typischen Tagesablaufs gehört zu den halbspontanen Übungen. Der Patient muss nicht so viel Konzentration für das Abrufen der Gesprächsanteile aufwenden, der Inhalt ist eigentlich klar, er muss nur noch in Worte gefasst werden. Im nächsten Schritt kommt das spontane Gespräch, in dem Inhalte besprochen werden, die dem Patienten noch nicht so klar sind. Erweitert wird der Anforderungsgrad dann in Streitgesprächen, in denen der Therapeut möglichst realistisch die gegenteilige Ansicht der Meinung des Patienten einnehmen soll. Hier lässt sich über Politik oder Tagesgeschehen vortrefflich diskutieren oder streiten. Abschließend soll die Sprechhilfe dann in-vivo angewendet werden, also im echten Leben

Bitte verzeihen Sie mir an dieser Stelle die Verwendung des Unwortes „halbspontan". Ich habe dieses Wort als eine zügig auszusprechende Version von „halbwegs spontan" oder „nicht mehr lesen, aber auch noch nicht spontan reden" kreiert.

Gliedern mit Pausen

Unzweifelhaft verwenden Flüssigsprecher Pausen in ihrer Rede, und viele dieser Pausen sind wirklich länger als das, was viele Stotternde bei sich selbst für eine Pause halten. Generell habe ich die Erfahrung gemacht, dass Stotternde ungern Pausen während ihres Sprechablaufes einlegen. Wenn sie schon einmal sprechen, unterbrechen sie ihre Rede nicht auch noch absichtlich, denn viele von ihnen empfinden das Einhalten von Pausen als Unterbrechung der Rede. Viele Stotternde glauben nicht, dass sie unter Einhaltung von vielen Pausen und unter gleichzeitiger Anwendung einer Sprechhilfe nach der Pause leicht wieder einsetzen könnten und durchaus keine Probleme mit auftauchenden Blocks zu befürchten hätten. Sprechen ohne Pausen führt zu einem Sprechen auf der Restluft, der Sprecher gelangt aus der Atemmittellage, es folgt eine rasche, intensive Hochatmung, mit der oft auch eine zu große Menge Luft eingeatmet wird. Die Folge davon ist aber eine Ausatemnot, da nach dem Atemschnappen nun zu viel Luft zur Verfügung steht. Der Brustkorb ist aufgebläht, eine starke Spannung der oberen Atemmuskulatur ist die Folge. Der Sprecher müsste als nächstes erst einmal etwas von seiner reichlich zur Verfügung stehenden Luft abblasen, aber genau das macht er nicht. Die Folge ist, dass der Stotternde über kurz oder lang zwangsläufig Probleme mit seiner Atmung bekommt. Kein Wunder, dass mache Therapeuten die Atmung zu solch einem wichtigen Bestandteil ihrer Therapie machen. Wenn schon anders atmen, dann auch richtig atmen. Ob der Aufwand, der allein mit der Arbeit an der Atmung betrieben wird, angemessen ist, kann nur für den Einzelfall entschieden werden. (Siehe auch Kap. III/1)

Beim Gliedern mit Pausen soll der Patient einen Satz in einzelne Segmente aufteilen und wenigstens Sinnschritte machen, besser noch richtige Atempausen nutzen. An dieser Stelle ist es hilfreich, wenn der Patient bereits eine physiologische Atemführung erlernt hat. Als Ergänzung könnte er nun die „Reflektorische Atemergänzung" (nach Coblenzer/Muhar 1976) erarbeiten. In der Reflektorischen Atemergänzung wird in einem Sekundenbruchteil bei leicht geöffnetem Mund die gesamte Luft ergänzt, die vorher verbraucht wurde. Dies geschieht nicht mit einem willentlichen Schnappen, sondern bei guter Übung eher von selbst – reflektorisch eben. Als Vorstellungshilfe mag die Vorstellung eines leichten Erschreckens dienen – bei diesem leichten Atemschöpfen federt der

Bauch durch die rasche Zwerchfellbewegung nach außen (falls er nicht willentlich festgehalten wird).

==Pausen== führen zu einer ==sinnvollen Atemergänzung== und ==Spannungsregulierung==, ermöglichen dem Patienten, gedanklich weiter zu formulieren und erleichtern es schließlich auch dem Zuhörer, dem Gesagten zu folgen.

Ich habe 1992/1993 mit 35 Studierenden und Stotternden eine Untersuchung zum Thema Pauseneinhaltung durchgeführt. Die Aufgabe war, bei einem Monolog und bei einem Vortrag auf die Einhaltung von genügend häufigen und genügend langen Pausen zu achten. Dies Monologe wurden auf Kassette aufgenommen und den Probanden anschließend vorgespielt. Die meisten Teilnehmer waren recht verwundert, wie kurz ihre Pausen wirklich waren. Wahrscheinlich arbeitet das Gehirn in solchen Pausen auf Hochtouren und lässt den Sprecher verschiedene Formulierungen in großer Geschwindigkeit prüfen. Voraussetzung für diese Leistungsfähigkeit und dieses irreale Zeitgefühl ist Stress, in diesem Fall kommunikativer Stress. Gleich lange Pausen werden in Situationen ohne den kommunikativen Stress (ruhige Atmosphäre, wenige oder keine Gesprächspartner, keine Kassettenaufnahme) als kürzer erlebt.

Der Stotternde wird also ermuntert, Pausen einzuhalten und diese auch lang genug zu machen. Immer wieder anschließende Kontrollen über das Abhören von Bändern sind hier sehr hilfreich. Das führt zu einer realistischeren Einschätzung der Pausenlänge und kann den Patienten etwas ruhiger machen.

Viele Stotternde haben größte Probleme im Umgang mit dem Telefon, wobei die Art der Schwierigkeiten stark variiert. Manche Stotternde haben vor allem die Schwierigkeit, sich am Telefon mit ihrem Namen zu melden, wenn sie angerufen werden und wenn sie selbst jemanden anrufen. Dabei zeigt sich, dass diese Patienten ihre Pausentoleranz extrem gering halten. In der Situation, angerufen zu werden, vergeht nicht einmal eine Sekunde, bis der Versuch begonnen wird, sich mit dem Namen zu melden, in der Regel ist es deutlich kürzer (o.a. Untersuchung: durchschnittlich etwa 0,5 Sekunden). In der Situation, selbst jemanden anzurufen, war die Pause noch kürzer, bis die Patienten den Versuch starteten, sich vorzustellen, nachdem der Teilnehmer sich seinerseits gemeldet hatte. In dieser Situation ist es notwendig, mit dem Patienten an der Erhöhung der Pausentoleranz zu arbeiten. Zum Beispiel kann der Patient in Rollenspielen versuchen, die Pause zu verlängern, indem er langsam bis drei zählt, bevor er sich meldet. Das erscheint vielen Patienten extrem lang und es ist wichtig, diese Pause mit einer Tonaufnahme zu dokumentieren und anschließend abzuhören. Durch häufiges Üben kann der Patient versuchen, auch im Alltag längere Pausen einzuhalten, bevor er mit dem Sprechen einsetzt. Insgesamt führt die Erhöhung der Pausentoleranz zu einer weniger gespannten Kommunikation mit dem Zuhörer, und damit zu einer vermehrten Ruhe des Stotternden, die sich positiv auf die Symptomatik auswirkt. Da sich das innere Zählen vor dem Sprechbeginn negativ auf die Einstellung zum Sprecheinsatz auswirken kann, indem es zu stark ablenkt, wird es eventuell notwendig sein, das Zählen nur zum Lernbeginn zu üben und dann später auf das Zählen zu verzichten, indem der Patient lediglich eine längere Pause einsetzt.

Die Anleitung für das Erarbeiten von Pausen in Lesetexten könnte folgendermaßen lauten: *„Bitte versuchen Sie jetzt, den Text in einzelne Satzteile aufzugliedern. Lesen Sie bitte so: Es war einmal ein alter König – Pause – der hatte zwölf Töchter – Pause – die waren alle schön – Pause – doch die jüngste war so schön – Pause – dass die Sonne selbst – Pause – die doch so manches gesehen hatte – Pause – sich verwunderte – Pause – so oft sie ihr in das Gesicht schien."*

Das richtige Einhalten von Pausen und Sinnschritten kann erlernt werden und am besten gelingt das mit Lesetexten, hier bevorzugt mit Märchen, da diese oft nicht nur bekannt, sondern von sich aus häufig schon in solche Sinneinheiten gegliedert sind, was das Erarbeiten der Pausen vereinfacht. Ungünstig dagegen sind Zeitungsartikel aufgrund der geringen Spaltenbreite, in denen das visuelle und sprachliche Erfassen des gesamten Satzes mehr Konzentration benötigt. Außerdem sind die Inhalte oft von solcher Komplexität, dass auch das die Einhaltung von Pausen erschwert und von der Anwendung eventuell weiterer Sprechhilfen ablenkt. Ist die Technik des Gliederns mit Pausen dagegen gut erarbeitet, können natürlich auch schwierigere Texte mit komplexerem Inhalt erarbeitet werden, bei denen es auch darum gehen kann, nach dem Lesen über den Inhalt zu diskutieren. In den Pausen darf natürlich nicht zu viel Luft geatmet werden, sondern nur eben so viel wie nötig, oder es wird lediglich ein Sinnschritt, ohne Atemaufnahme, eingesetzt.

Gliedern mit Pausen ist eine sinnvolle Sprechhilfe, da sie sehr ==natürlich klingen kann==, wenn sie richtig angewendet wird.

Legatosprechen
Beim Legatosprechen geht es darum, alle Wörter aneinander zu binden und damit für einen Sprechfluss innerhalb der Rede zu sorgen. Wörter werden übergangslos aneinander gebunden, was leicht zu einer ziemlich monotonen Sprechweise führen kann. Außerdem besteht die Gefahr, dass alle Wörter eines Satzes derartig ineinander verschlungen werden, dass kein Platz mehr für die Atmung bleibt. Viele Patienten haben damit Schwierigkeiten und es gibt nicht wenige Therapeuten, die diese Methode nicht richtig vormachen können. So wird diese Sprechhilfe in der Berufsfachschule für Logopädie in Erlangen nur innerhalb der logopädischen Befunderhebung angeboten, um zu sehen, wie fixiert das Stottermuster des Patienten ist. Als alltagstaugliche Variante des Sprechens kann ich diese Art der Rede nur empfehlen, wenn sie mehr in der Vorstellung existiert als im wirklich gesprochenen Satz. Eine Vorstellungshilfe ist, an einen ausländischen Akzent beim Sprechen zu denken und diesen mit einer entsprechenden Intonation wiederzugeben. Ich denke dabei an englische, französische oder schweizerdeutsch sprechende Mitbürger, obwohl Stottern natürlich auch in all diesen Akzenten und Sprachen vorkommt. Ein junger Patient von mir ist von selbst auf diese Methode gekommen und wendet sie häufig an, um dem heftigen Stottern bei Vokalen zu begegnen, allerdings benutzt er diese Strategie nur, wenn es wirklich notwendig ist, also vor einer nahenden Blockierung.

Koartikulieren und Gespürtes Sprechen

Das Koartikulieren hat verschiedene Auslegungen erfahren. Hier ist gemeint, dass der Sprecher bereits mindestens einen Laut vor dem Ziellaut die Mundöffnung auf diesen Laut einstellt. Wenn man zum Beispiel das Minimalpaar „Luchs" und „Lachs" nimmt, wird man feststellen, dass, wenn man diese Wörter bewusst ausspricht, vor dem Artikulieren des „L" die Mundöffnung bereits auf das „u" oder das „a" unterschiedlich eingestellt ist. Wollen wir „Luchs" sagen, ist die Kieferöffnung vor Beginn des Sprechens geringer als wenn wir „Lachs" sagen möchten, außerdem ist die Lippenstellung anders. Manchmal kommt es mir vor, als ob sich viele Stotternde in ihrer Rede von Laut zu Laut hangeln. Da ist es von Nutzen, auf den weiteren Verlauf des Sprechens aufmerksam zu machen. Außerdem ist es für die Verflüssigung des Sprechens günstig, wenn der Patient sein Sprechen etwas mehr über die Kinästhetik steuert. Ein gespürtes Sprechen (*Was muss ich machen, um ein weiches „m" zu sprechen? Wie ist die Stellung der Lippen? Wie viel Spannung muss aufgebracht werden, um die Lippen sacht aufeinander zu legen?*) führt oft zu einer erheblichen Reduzierung der Stottersymptomatik. Außerdem ist diese Sprechweise wieder eine derjenigen, die sehr natürlich klingen, weil sie auch von vielen Flüssigsprechern angewendet wird. Das Koartikulieren wird am besten über Lesetexte erarbeitet, indem wir uns mit unserem Patienten darüber Gedanken machen, wie bestimmte Laute realisiert werden.

Th.: „Legen Sie mal die Lippen aufeinander und summen Sie dazu mmm"

Pat.: „mmm..."

Th.: „Was machen Sie jetzt gerade?"

Pat.: „Ich lege die Lippen aufeinander und summe ganz locker vor mich hin."

Th.: „Ja, Sie machen das ganz weich, ganz locker, einfach so, obwohl das ein Laut ist, den Sie sonst nie ohne Stottern sagen können. Sonst pressen Sie immer die Lippen ganz fest aufeinander bei diesem Laut."

Pat.: „Ja, es ist sonderbar, ich mache einfach mmm."

Th.: „Und jetzt machen Sie da mal ein Wort draus – Mmmarmelade zum Beispiel."

Pat.: „Mmmarmelade... Mmmarmmmelade"

Th.: „Es ist etwas ähnliches wie das Vokaldehnen, nur läuft es mehr über das Fühlen ab. Spüren Sie, wie ein Laut gebildet wird und dann versuchen Sie ihn zu machen. Sie können das mit allen Lauten machen, spüren wie sie gebildet werden, es gibt allerdings bei den Konsonanten mehr zu spüren als bei den Vokalen."

Der Therapeut kann den Patienten die meisten Laute erspüren und ihn beschreiben lassen, wie sie gebildet werden, er kann auch Hilfestellung dabei leisten, wenn Patienten nicht von selbst darauf kommen oder nicht präzise genug beschreiben können.

Th.: „Wenn Sie ein „d" sprechen wollen, legen Sie die Zungenspitze nach oben knapp hinter die Schneidezähne, ganz locker liegt die Zungenspitze dann da an. Wenn Sie jetzt beginnen wollen, „d" zu sagen, müssen Sie ein winziges bisschen Spannung aufbringen, eigentlich fast überhaupt keine Spannung, und die Zungenspitze von da oben lösen."

Pat.: „ D...d....d"

Th.: „Ja, genau, ganz leicht, ganz locker. Sehr schön. Und jetzt hängen Sie mal ein Wort hinter das d... Donau zum Beispiel."

Pat.: „Donau...Dooonau, geht gut."

Th.: „Ja, Sie machen es gut, sie bilden das „D" von Donau jetzt ganz weich, so wie es sein muss. Und danach dehnen Sie das Wort noch. Man kann verschiedene Sprechweisen miteinander kombinieren, das Dehnen und das gespürte Koartikulieren passen jedenfalls gut zusammen."

Blockauflösen - blitzschnell, aber locker

Dies ist eine Variante, die im Rahmen der Erarbeitung des Jacobson-Entspannungstrainings bereits erwähnt wurde. Voraussetzung ist das sichere Identifizieren jedes Symptoms, möglichst schon, bevor es auftritt, spätestens aber währenddessen. Als nächsten Schritt wählt der Patient die willentliche Entspannung, die er über das „JET" gelernt hat. Die entstehende Spannung wird bereits sehr frühzeitig erkannt und willentlich beendet. Als Erarbeitungshilfe kann das Blockauflösen zunächst im groben Kontrast erlernt werden – volle Spannung willentlich aufbauen, dann völlige Entspannung eintreten lassen. Im weiteren Verlauf der Behandlung soll der Patient dann in der Lage sein, ein auftretendes Symptom bereits in seiner Entstehung oder eben noch besser vor seiner Entstehung zu erkennen und mit einer minimalen Pause weiterzusprechen, eventuell unter Zuhilfenahme einer leichten Dehnung. Die Geschwindigkeit, die er anwendet, muss dabei recht hoch sein, es erfordert also einiges an Übung, diese Sprechhilfe sicher zu beherrschen, dabei soll sie nicht hastig oder verkrampft (*„ich will jetzt um jeden Preis locker werden"*) angewendet werden, sondern blitzschnell, aber locker.

Locker Stottern

Das ist eine Sprechhilfe, die das Stottern leichter und weniger mühevoll macht. Sie geht wohl zurück auf Johnsons Stottertherapie von 1946, ist aber möglicherweise auch schon älter. Schon seit einiger Zeit ist bekannt, dass willentlich hervorgebrachte Wiederholungen von vielen Stotternden sehr leicht und frei produziert werden können. Das lockere Stottern enthält keine echten Blockierungen, es wird als eine Alternative zum eigentlichen, individuell ausgeprägten Stottern verwendet und klingt für den Stotternden erst einmal etwas fremd. Vor allem dient diese Sprechhilfe nicht dazu, das Stottern zu vermeiden und zu kaschieren, sondern es wird offen gestottert – zumindest hört sich das für den Zuhörer so an. Für den Sprecher klingt lockeres Stottern eher wie ein müheloses, mehrmaliges Ausholen, bevor das Wort dann schließlich ausgesprochen wird. Das lockere Stottern bietet sich vor allem für schwer Stotternde an, die unter heftigen Blockierungen leiden. Bei der ersten Vorstellung des lockeren Stotterns sind manche Stotternde ziemlich überrascht (*„jetzt komme ich hierher, um das Stottern los zu werden und da sagt der mir, ich soll anders stottern!"*), aber der Therapeut kann rasch erläutern, worum es dabei geht und welche Vorteile lockeres Stottern bietet. Basierend auf der Erkenntnis, dass viele Stotternde ihr eigenes Stottern auf Aufforderung nicht demonstrieren können, soll der Patient nun ganz absichtlich einzelne Laute oder Silben flüssig und spannungsfrei wiederholen, bevor die eigentliche Äußerung beginnt. Wichtig ist auch hier wieder ein gutes Vorbild des Therapeuten, der die Wiederholungen leicht und frei, dabei nicht zu schnell, vormacht und dabei Blickkontakt hält. Da – da – das – kli – kli – kli – klingt – da – da – dann – ä – ä – etwa – so, wie hie – hie – hier beschrieben. Wichtig: es dürfen keine Spannungen dabei auftreten, wenn die Wiederholungen produziert werden! Richtig angewendet, kann der Stotternde mit dieser Sprechweise „flüssig stottern" und dabei kommunikativ bleiben, einschließlich Halten des Blickkontaktes – es treten keine schweren Blockierungen auf, die am Weiterreden hindern. Viele Stotternde können über ein lockeres Stottern ihre heftigen Anspannungen lösen und so insgesamt lockerer werden und entspannter sprechen.

Bei der Verwendung dieser Sprechweise kann es, wie bei anderen auch, zu einer Verselbständigung der Sprechhilfe kommen. Das ist dann der Fall, wenn eine Sprechhilfe oder eine andere Strategie nicht mehr bewusst produziert wird, sondern verinnerlicht wurde und automatisiert abläuft. So willkommen eine Automatisierung eines flüssigeren, kommunikativeren Sprecherverhaltens auch ist, es birgt die Gefahr, dass sich sogenannte Starter ausbilden, wenn nicht mehr bewusst, sondern „automatisch" gesprochen wird. In der Praxis hört es sich dann so an, dass der Stotternde immer die gleiche Anzahl von Wiederholungen produziert, zum Beispiel zwei, um dann beim nun folgenden Zielwort in einen echten Block zu geraten. Beispiel: (das Zielwort heißt *Kasachstan*): „Ka (locker) – Ka (locker) – Kkkkk...(hartes Originalstottern)". Damit sich das lockere Stottern nicht allmählich zu einem Starter verselbständigt, sollten Therapeut und Patient darauf achten, dass die Wiederholungen nicht stereotyp immer gleich häufig sondern unterschiedlich häufig produziert werden.

Pseudostottern

Pseudostottern ist ein absichtlich produziertes, echt klingendes, aber nur vorgetäuschtes Stottern (zu griech. Pseūdos „Lüge"; pseudo – Bestimmungswort von Zusammensetzungen mit der Bed. „falsch, unecht, vorgetäuscht"). Oft synonym wird der Begriff *Absichtliches Stottern* verwendet, was aber als Bereitschaft verstanden wird, ohne Vermeideverhalten offen zu stottern (Ham 2000). Beim Pseudostottern soll der Patient sein Originalstottern möglichst echt darstellen, dabei aber eben nicht echt stottern. Im Unterschied zum Originalstottern hat der Patient beim Pseudostottern stets die Kontrolle über das Stottern – er entscheidet, wann, bei welchem Wort und mit wem gestottert wird. Das gibt dem Stotternden das Gefühl, sein eigenes Stottern in der Hand zu halten, anstatt von diesem in der Hand gehalten zu werden. Ich gehe davon aus, dass ein Stotternder sein flüssigeres Sprechen leichter erlernen kann, wenn er das Pseudostottern bereits beherrscht. Am Pseudostottern lässt sich sehr gut der gezielte Einsatz einer Sprechhilfe oder einer Entspannungstechnik üben.

Die Anwendung des Pseudostotterns kann als sehr auflockernd oder sogar entspannend erlebt werden, wenn das Ziel in einem Gespräch nicht mehr *Stottern vermeiden um jeden Preis* heißt. All die Anstrengungen und Fluchtversuche können entfallen, wenn der Stotternde einmal absichtsvoll locker stottert. Je nach Situation kann eine solche Übung sogar sehr amüsant sein und sie kann auch außerhalb des Therapieraumes durchgeführt werden, nur dürfen der Patient und der Therapeut ihre Zuhörer bei solchen Übungen nicht verprellen, indem sich diese auf den Arm genommen fühlen. Wichtig beim Pseudostottern mit Fremden ist, dass der Patient ohne Angst und Frustration Stottern wagt.

Auch hier wird wieder deutlich, wie wichtig es ist, dass der Therapeut das Stottern seines Patienten gut beherrscht. So kann er jederzeit als Vorbild mit Fremden stottern und der Patient kann einerseits die Zuhörerreaktionen realistisch beobachten und andererseits anhand des Modells eigene Versuche mit willentlichem Stottern starten.

Anhauchen, Vorsummen

Diese Methoden, mit denen der Stotternde vor Sprechbeginn mit einem leichten Einsatz der Stimme etwas Luft ablässt, bewirken, dass die häufig bei Stotternden beobachtbare Ausatemnot verringert wird und gleichzeitig eine bessere Spannung im Kehlkopfbereich herrscht. So können Blockierungen auf dieser Ebene gut umgangen werden und ein fließender Einstieg in das Sprechen wird ermöglicht. Wichtig ist, dass der Stotternde die Methode einsetzt; von alleine ergibt sich das fließendere Einsteigen in das Wort nicht. Winston Churchill hat wahrscheinlich diese Methode gewählt, mit der er über ein gesummtes „mhm" vor seinem Sprechbeginn seine Reden hielt. Die Gefahr bei dieser Methode ist die Verselbständigung des Ausatmens vor Sprechbeginn, aus dem sich ein ernsthaftes Sekundärsymptom entwickeln kann – das Luftvorschieben. Das Luftvorschieben verwenden nicht wenige Stotternde. Sie verbrauchen damit den Großteil ihrer zur Verfügung stehenden Atemluft und sprechen dann auf der Restluft, was extrem angespannt wirkt. Diese Stottersymptomatik erhöht durch die überreichliche Ein- und Ausatmung den Grundumsatz an Gasen erheblich, so dass ein nicht geübter Nicht-Stotternder recht bald in eine Hyperventilation gerät, wenn er so spricht – dadurch, dass zu wenig Kohlendioxid abgeatmet wird, wird es einem schwindelig. Bei einigen Stotternden kann man dieses Luftvorschieben bemerken. Ich vermute, dass es bei ihnen ursprünglich eine selbst gefundene hilfreiche Strategie gegen das Stottern war, dann aber irgendwann nicht mehr geholfen hat, indem es sich verselbständigt hat. Ich habe einmal einen Patienten mit einem heftigen Luftvorschieben kennen gelernt, der das Anhauchen in einer früheren Therapie erarbeitet hatte. Es wäre für ihn wichtig gewesen, an der Methode weiter zu arbeiten, um die Gefahr der Verselbständigung zu umgehen.

Es mag noch eine Reihe anderer Sprechhilfen geben, die der eine oder andere Therapeut in seiner Arbeit verwendet. Wahrscheinlich ist es gar nicht einmal so wichtig, welche Methode angewendet wird, viel wichtiger erscheint mir, dass der Stotternde sie mag, sie richtig benutzt und gut handhaben kann, und sie rasch verfügbar ist. Fast ebenso wichtig ist, dass der Therapeut sie gut kennt, anwenden und zeigen kann und dass er an sie glaubt.

Stoppen, Pause, Variation

Mit der Methode des Stoppens ist an sich noch keine Sprechhilfe gemeint. Das Stoppen beschreibt eine Form der Symptomwahrnehmung und -veränderung. Es ist immer wieder zu sehen, dass viele Symptome bei manchen Stotternden unerkannt bleiben. Es gibt nicht wenige Stotternde, die ihre Symptomatik nicht nur ungenau beschreiben, sondern ihre Symptomatik gar nicht richtig wahrnehmen können. Der Therapeut wird mit diesen Patienten intensiv im Bereich der Wahrnehmung und vor allem der Selbstwahrnehmung arbeiten. Aber auch wenn der Patient seine Symptomatik im Großen und Ganzen gut erkennt, heißt das noch nicht, dass er ein einzeln auftretendes Symptom sicher identifizieren kann. Dazu sollte er, eventuell mittels einer Leseübung jedes Mal ein Zeichen geben oder mit den Fingern schnippen, wenn er ein Symptom wahrgenommen hat. Der Therapeut holt sich am besten von seinem Patienten die Erlaubnis ein, für den Fall, dass dieser sein Symptom nicht wahrgenommen hat, selbst ein Zeichen geben zu dürfen, um ihn auf sein Stottern aufmerksam zu machen. Kann der Patient sicher identifizieren, wenn ein Symptom aufgetreten ist, kann er in seiner Rede innehalten, um nach einer kurzen Pause anders weiterzumachen. Viele Stotternde merken bereits kurz vor dem Stotterbeginn, dass gleich ein Symptom auftreten wird. Das ist gut so, denn jetzt kann der Patient wirklich etwas gegen sein Stottern tun – er kann etwas anders machen als sonst, er kann eine Sprechhilfe einsetzen, eine besondere Atmungs- oder Entspannungstechnik verwenden. Viele Stotternde benutzen auch, bevor sie eine Behandlung in irgendeiner Form kennen gelernt haben, eine ähnliche, nur leider selten erfolgreiche Strategie – taucht ein Block auf, beenden Sie das Sprechen und beginnen von neuem. Leider bleiben die Patienten auch dieses Mal wieder vor ihrem schwierigen Wort stecken. Es erinnert an ein Springpferd, das eine Hürde nicht nehmen kann und davor stehen bleibt. Der Reiter dirigiert sein Pferd noch einmal zurück zum Ausgangspunkt und versucht es erneut, aber das Pferd scheut wieder. Eine Möglichkeit scheint, daneben weiterzulaufen, was einer Ersatzstrategie gleichkommt, blitzschnell wird dann ein anderes Wort gefunden. Es kommt aber auch vor, dass der Stotternde immer wieder auf seine Hürde zuläuft, um immer wieder dagegen zu rennen, wie gegen eine Mauer. Anstatt es immer wieder auf die gleiche Art zu versuchen, ist es sinnvoll, sich nach dem Abstoppen einer besseren Hilfe zu besinnen und den Versuch gleich beim ersten Mal erfolgreich abzuschließen. Also nicht wieder zurück zum Satzanfang, sondern **konzentriert und anders weitermachen.** In der Praxis sieht es dann so aus, dass der Patient sein Symptom kommen sieht und in dem Moment, wo es auftreten soll, eine Variante des Sprechens eingesetzt werden soll, eine Sprechhilfe, die bis zu diesem Zeitpunkt bereits erlernt wurde, zum Beispiel ein Blockauflösen mit Hilfe des „JET" und dann Dehnen.

Grundsätzlich wird zwischen **präventiv** eingesetzten oder **am Symptom** eingesetzten Sprechhilfen unterschieden. Eine präventiv eingesetzte Sprechhilfe ist eine, die permanent angewendet wird und von daher Stottern nicht oder nur sehr wenig zulässt, die Arbeit am Symptom dagegen lässt dem Stotternden etwas mehr Handlungsspielraum – die Technik wird nur in dem Fall eines erfolgten oder nahenden Blocks angewendet, während der Rest des Sprechens spontan und unbeschwert ohne Anwendung einer Sprechhilfe bleiben darf. Rhythmisierende Methoden, wie das Metronomsprechen werden meist präventiv eingesetzt. Auch das Gliedern mit Pausen ist eher den präventiven Methoden zuzuteilen, es ist allerdings eine Methode, die das gesamte Sprechen etwas ruhiger und fließender werden lässt, dabei aber sehr natürlich klingen kann, weil diese Methode von vielen Flüssigsprechern letztlich auch verwendet wird. Vokaldehnen und Koartikulieren können sowohl präventiv, als auch am Symptom eingesetzt werden, während das Stoppen natürlich nur am Symptom verwendet wird. Kombiniert man verschiedene Sprechweisen, passen das Dehnen, das Koartikulieren mit Gespürtem Sprechen sowie das Gliedern mit Pausen sehr gut zusammen. Wenn man es richtig beherrscht, lässt sich sehr flüssiges, sehr angenehm klingendes Sprechen mit einem zügigen Tempo erreichen. Der Einwand, Sprechhilfen würden, wenn sie angewendet werden, immer sehr technisch, also monoton, langsam und langweilig klingen, ist angesichts einer gut erarbeiteten Sprechhilfe hinfällig. Allerdings sei auch an dieser Stelle nochmals darauf hingewiesen, dass Sprechhilfen immer nur dann funktionieren, wenn Sie auch angewendet werden. Manche Stotternde glauben, dass es genügt, wenn Sie einmal eine Sprechweise erarbeitet haben und diese einmal pro Woche für eine halbe Stunde üben, um immer öfter immer flüssiger zu sprechen. **Sprechhilfen müssen geübt und immer wieder** angewendet werden, sonst nutzen sie nichts. Viele Patienten kommen mit Sprechhilfen an den Punkt, von sich sagen zu können, dass sie immer dann flüssig sprechen können, wenn sie es wollen und es ihnen wichtig ist. Was nicht heißt, dass ihnen flüssiges Sprechen immer wichtig ist – und das muss es auch nicht!

Manche Stotternde meinen, ihre erarbeitete Sprechweise gelänge ihnen unerklärlicherweise manchmal gut, ein anderes Mal hingegen überhaupt nicht, obwohl sie sich doch wirklich Mühe gäben. Dazu ist zu sagen, dass viele Patienten von ihrem Stottern das Bild haben, es hänge ihnen wie ein Klotz am Bein. Eigentlich hätten sie nichts mit ihm zu tun. Der Hinweis, eine Sprechweise funktioniere manchmal, manchmal aber eben auch nicht, ist kaum haltbar – wenn eine Sprechweise angewendet wird, dann ist Stottern kaum noch möglich. Es könnte allerdings Gründe geben, die einen Stotternden daran hindern, seine gelernten Sprechweisen richtig einzusetzen. Es gehört zu den schwierigeren Gesprächsinhalten, sich darüber mit dem Patienten auseinander zu setzen. *„Manchmal geht's und manchmal geht's nicht"* – eben typisch Stottern. Es ist klar, dass ein Stotternder vor Therapiebeginn sein Sprechen so einschätzt. Wenn der Stotternde aber bereits eine gewisse Zeit in der Behandlung verbracht hat und auch bereits einige verflüssigende Sprecharten erarbeitet hat und immer noch so von seinem Stottern spricht, dann ist er entweder nicht bereit oder nicht in der Lage zu erkennen, dass eine Sprechweise angewendet werden muss, um Erfolg zu bringen. Wenn er dagegen sagen würde *„manchmal denke ich schon dran, oft aber vergesse ich's"*, dann ist er schon auf dem richtigen Weg. Nachdem ein Stotternder eine Form von flüssigem, natürlichem, symptomreduziertem Sprechen gelernt hat, ist es hilfreich, wenn er beginnt, Eigenverantwortung für sein Stottern zu entwickeln. Ist der Patient soweit gekommen, eine bestimmte Form des Sprechens mühelos einzusetzen, könnte er auch bereit sein, die Konsequenzen daraus zu tragen. Der Patient kann jetzt erkennen, dass er immer dann stottert, wenn es ihm nicht so wichtig ist, flüssig zu sprechen, oder wenn er sich aus irgendeinem Grund nicht in der Lage sieht, seine Sprechweise einzusetzen.

Konzentrationsübung zur Erweiterung der Selbststeuerungsfähigkeit

Nicht wenige Stotternde schaffen es innerhalb eines relativ kurzen Zeitraumes, ziemlich flüssig beziehungsweise deutlich symptomreduziert zu sprechen. Dabei gibt es jedoch immer wieder das Problem, dass die Einhaltung einer bestimmten Sprechweise ein erhöhtes Maß an Konzentration fordert. Wenn in der Arbeit an Sprechhilfen der Bereich des spontanen Sprechens erreicht wird, können wir häufig beobachten, dass Patienten ihre Sprechweise nur sehr kurz einsetzen, um dann während der Erzählung in ihr altes Stottern zu verfallen. Um sich besser auf eine Übung im spontanen Sprechen mit dem Ziel der Symptomreduzierung einzustellen, könnte der Stotternde folgende Konzentrationsübung durchführen:

(Der Patient schließt die Augen, setzt sich bequem auf seinen Stuhl, der Therapeut spricht langsam)

„*Ich bereite mich auf eine Übung vor.*
Ich bin entschlossen, meine Ziele zu erreichen.
Welche Ziele habe ich? (Pause)
Was nehme ich mir für jetzt vor? (Pause)
Ich wende meine gesamte Aufmerksamkeit hin auf mein Sprechen.
Ich bin konzentriert, aber nicht verkrampft.
(Ich weiß, dass gleich eine Videoaufnahme von mir gemacht wird, aber das macht mir nichts aus.
Im Gegenteil – ich bin jetzt schon gespannt auf das Ergebnis.)
Ich bin ruhig und entspannt
und werde gleich meine Erzählung beginnen.
Ich werde dabei entspannt sitzen und locker reden.
Ich werde das einsetzen, was ich bisher gelernt habe und kann.
Und beginne – JETZT!"

Die Stuhlübung

Um die Fähigkeit zu schulen, rascher von einer Sprechweise zu einer anderen umzuschalten, kann die Stuhlübung eingesetzt werden. Dazu stellt der Therapeut mehrere Stühle im Therapieraum auf, die jeder für sich eine bestimmte Art des Sprechens symbolisieren. Erleichtert wird das Einhalten der Technik, wenn vor jedem Stuhl auf dem Boden ein Kärtchen liegt, auf dem die anzuwendende Sprechweise aufgeschrieben ist. Diese Übung lässt sich mit Lesetexten oder im spontanen Gespräch durchführen, wobei der Patient zunächst auf Anweisung des Therapeuten die Stühle wechselt und „deren" Sprechweise anwendet. Dabei darf auch ein Stuhl „Heftig stottern" und einer „Locker Stottern" heißen. Der Wechsel von „Heftig stottern", also absichtlichem starkem Stottern, zu „Locker stottern" oder einer Sprechhilfe wird oft als sehr erleichternd erlebt. Eine positive Verstärkung der Anwendung einer entspannteren Art des Sprechens also. Auch hier zeigt sich, wie gut es ist, wenn der Patient sein eigenes Stottern möglichst echt (nach-)machen kann.

Die Stuhlübung ermöglicht dem Patienten das Erlernen von zügigem Umschalten auf eine andere Art des Sprechens, außerdem kann der Patient über diese Übung verschiedene Arten des Sprechens erarbeiten. Zunächst kann der Patient innerhalb einer Leseübung oder beim spontanen Sprechen sozusagen „absatzweise" den Stuhl und damit die Sprechweise wechseln. Später kann man steigern und innerhalb des Satzes, ja sogar innerhalb des Wortes die Sprechweise variieren. Das trainiert die Fähigkeit, später auch innerhalb einer Blockierung umzuschalten und diesen Block rasch aufzulösen. Wird das Umschalten mit Hilfe der Stühle gut beherrscht, kann das Umschalten im spontanen Gespräch auch ohne den Stuhlwechsel stattfinden.

Die Wette

Wenn ein Patient eine flüssige Art des Sprechens beherrscht, kann der Therapeut mit ihm eine Wette abschließen. Je nach Leistungsfähigkeit des Patienten kann zum Beispiel gewettet werden, dass es der Patient nicht schaffen wird, über einen bestimmten Zeitraum flüssig oder mit weiniger als ein paar Symptomen, zum Beispiel fünf, zu sprechen. Wer die Wette verliert, muss etwas tun oder etwas bezahlen. Geht es um etwas, zum Beispiel um eine Einladung zu einem Eis, schaffen es die meisten Patienten in dieser Phase der Therapie, symptomarm oder sogar flüssig zu sprechen. Sogar ein bisschen Stress ist erlaubt. Der Therapeut kann zwischendurch bemerken, dass der Patient jetzt sicher bald stottern wird und dass er die Einladung zum Eis bestimmt zahlen muss. Inhalt der Wette, der Zeitraum, in dem flüssig gesprochen werden soll oder die Anzahl der zulässigen Symptome kann der Therapeut in Absprache mit dem Patienten festlegen. Er sollte allerdings eine solche Wette nur anbieten, wenn er sicher ist, dass der Patient diese Wette auch gewinnen wird. Ein Gewinn einer solchen Wette ist für den Patienten ein schönes Erfolgserlebnis, und das ist teilweise einplanbar. Nicht durchführen darf man eine solche Wette, wenn der Therapeut und der Patient nicht sicher sind, dass diese Wette vom Patienten auch gewonnen werden kann, denn Misserfolge plant der Therapeut nicht ein.

Streitgespräche

Noch schwieriger wird die Anwendung einer veränderten Form des Sprechens schließlich in Streitgesprächen, wobei es die Aufgabe des Therapeuten ist, grundsätzlich die dem Patienten gegenteilige Meinung zu vertreten. Sinnvoll ist es, der Therapeut informiert den Stotternden, dass so etwas in einer der nächsten Sitzungen einmal vorkommen könnte.

Und dann geht es irgendwann einmal so los: *„Herr Sch., ich möchte mich mit Ihnen jetzt einmal so richtig streiten. Ist es okay, wenn Sie dabei auf die Einhaltung Ihrer neuen Sprechweise achten? Gut – Sie haben mir neulich erzählt, dass Sie von Schweinfurt bis hierher nur eine halbe Stunde brauchen. Sind Sie am Ende auch so ein Autobahnraser?..."*

Glaubt mir mein Patient nicht so richtig oder kann sich einer der beiden Streitenden nicht so recht in diese Rollenspielsituation hineinbegeben, ist der Nutzen der Übung dahin. Es kommt gelegentlich vor, dass ein Patient dem Therapeuten seine Rolle nicht abnimmt, spontan zu lachen beginnt und meint: *„Also, das glaub´ ich einfach nicht, dass Sie nicht auch meiner Meinung sind".* Hilfreich ist es, wenn beide Streitpartner sich möglichst echt in diese Situation hinein versetzen können, und wenn die emotionale Beteiligung dabei recht hoch ist, umso besser.

Themen, über die sich prächtig streiten lässt, sind z.B. Sozial-, Energie-, und Arbeitsmarktpolitik, Religion, häusliche Konflikte, Kunst, Musik, Filme und Hobbies.

Rollenspiele

Sprechhilfen und auch andere Formen der verbalen und nonverbalen Kommunikation können in Rollenspielen geübt und gefestigt werden. Es bietet sich an, Situationen zu spielen, die dem Patienten Schwierigkeiten bereiten, zum Beispiel in einem kleineren Geschäft Einkaufen gehen, sich nach dem Weg erkundigen, Passanten anderweitig in ein Gespräch verwickeln oder etwas reklamieren, womit übrigens nicht nur Stotternde Schwierigkeiten haben. Es gibt einige Stotternde, die besondere Schwierigkeiten mit dem Sprechen in lauter Umgebung haben. Hier lassen sich im Therapieraum Situationen einrichten, die eine Kneipe oder einen lauten Betrieb simulieren sollen. Ein kräftiges Radio ist hier von großem Nutzen. Zunächst wird ein Musiksender eingestellt, außerdem werden Co-Therapeuten oder Helfer in die Therapieeinheit miteinbezogen. Im Stimmengemurmel mit gleichzeitiger Musikberieselung, die je nach Anforderungsgrad bis zur Bedröhnung werden darf, soll der Patient mit einem Gesprächspartner ein Gespräch führen oder etwas zu trinken bestellen. Eventuell soll der „Kellner" auch die Bestellung aufgrund der hohen Lautstärke nicht verstehen, so dass der Patient entweder lauter rufen muss und/oder sein Sprechen gestenreich unterstützen soll.

Eine schöne Erfahrung haben wir mit der Rauschfrequenz des Radios gemacht, die ganz links auf der UKW liegt, etwa bei 87,5 MHz. Diese, mit 2x50 Watt auf einer analogen HiFi-Anlage voll aufgedreht, hat uns einen überwältigenden akustischen Hintergrund geschaffen: wir standen vor dem donnernden Rheinfall von Schaffhausen und der Patient sollte als Fremdenführer einen Vortrag über Geologie, Flora und Fauna der Region halten. Dieser Patient arbeitete in einem Betrieb mit sehr hoher Lärmbelastung und diese allein war vor Therapiebeginn für ihn ein unüberwindbares Hindernis. Rollenspiele können einen Patienten auf eine schonende Art auf den Alltag mit seinen Anforderungen vorbereiten, er agiert noch nicht ganz draußen aber auch schon nicht mehr ganz drinnen im Schonraum.

Rollenspiele sollten gut vorbesprochen und -geplant werden, sonst sind sie von zweifelhaftem Effekt.
- Welche Situation soll gespielt werden?
- Welche Personen treten auf?
- Welche Anweisungen und Informationen können Mitspieler erhalten, um möglichst echt zu sein?
- Welches Ziel hat sich der Patient vorgenommen (Symptomreduzierung, Angstreduzierung)?
- Was möchte der Patient einsetzen (Sprechhilfe, Gestik, Blickkontakt), um dieses Ziel zu erreichen?
- Welche Hilfestellung kann der Therapeut geben?

Je besser sich der Patient in die Situation hineinversetzen kann, je echter er diese Situation erlebt und je mehr Angst und Spannung dabei auftritt, desto günstiger für den therapeutischen Erfolg. Wenig Nutzen ist zu erwarten, wenn ein Patient ein Rollenspiel mitmacht, sich dabei aber nicht richtig in die Situation hineinversetzen kann, er eventuell lachen muss und alles als Schabernack empfindet. Viel hilfreicher, weil alltagstauglicher, ist es, wenn der Patient richtig ein bisschen Angst davor hat, das Rollenspiel durchzuführen. Mit dieser Angst kann er umgehen lernen, bevor er irgendwann hinaus aus dem Therapieraum geht und dieselben Situationen im richtigen Leben erlebt. Hilfreich ist es, von den Rollenspielen Videoaufnahmen zu machen, die nach dem Durchführen angeschaut, angehört, beschrieben, besprochen und ausgewertet werden können. So hat der Patient die Möglichkeit, herauszufinden, wie er als Sprecher wirkt. Hier ist nicht nur das Sprechen oder dessen Flüssigkeit von Bedeutung, sondern die Wirkung, die der Sprecher auf den Zuhörer macht.

Die meisten Stotternden schaffen es nach relativ kurzer Zeit, im Therapieraum flüssig oder symptomreduziert zu sprechen. Der Therapeut ist ihnen bekannt und die Übungen werden gut gemeistert. Die Folge ist, dass das Behandlungszimmer zu einem Schonraum für den Patienten wird, in dem ihm nichts passieren kann. Diese Schonraumatmosphäre sollte über kurz oder lang von Patient und Therapeut verlassen werden, da die eigentlichen Probleme beim Stottern hier nicht mehr auftreten. Bevor Patient und

Therapeut aber nach draußen gehen, also in-vivo-Arbeit betreiben wollen (siehe auch Kap. V/1), lässt sich auch der Schonraum nochmals verändern. Es kann mit dem Patienten nach einer gewissen Therapiedauer und wenn der Therapeut die Zeit für gekommen hält, ein Vertrag geschlossen werden. Dieser Vertrag, der jederzeit kündbar sein sollte, kann zum Beispiel beinhalten, dass der Patient im Therapieraum nicht mehr stottert. Manche Therapeuten finden, der Patient sollte hier so etwas wie eine Nische finden, in der er jederzeit stottern darf so viel er will. Ist dieses Rückzugsgebiet für den Patienten von großer Bedeutung, wird der Therapeut dem Patienten den Vertrag *„Hier ist Stottern erlaubt"* anbieten. Erst wenn der Therapeut den Eindruck hat, der Patient könne den *„Flüssig sprechen erwünscht"* – Vertrag gebrauchen, bietet er ihm diesen auch an. Für diesen Fall ist dann Stottern vorerst im Therapieraum durch verflüssigtes Sprechen zu ersetzen, was manche Patienten nach meiner Erfahrung als hilfreich erleben. Es gibt sogar nicht wenige Patienten, die einen solchen Vertrag als hilfreichen Zwang erleben, den sie glauben zu brauchen. Sinnvoller ist es allerdings, wenn der Patient von sich aus in die Lage kommt, sein Sprechen nach seinen Wünschen zu gestalten, und dazu gehört es auch oft, einfach nur drauflos reden zu dürfen und dabei an nichts außer an sich selbst zu denken. Dass dabei Stottern auftritt, ist klar und für manchen Stotternden auch einmal eine Wohltat, wenn es frei und ungezwungen stattfinden darf.

Eine Steigerung der Anforderung an die Leistungsfähigkeit des Patienten besteht in einem Vortrag, den er vor einer Gruppe von Menschen halten kann. Es ist nicht nur für Stotternde eine schwierige Situation, einer größeren Gruppe von Unbekannten (bei uns meist dargestellt von einer Gruppe von Studierenden der Logopädie) einen Vortrag zu halten. Die Patienten sollten die Gelegenheit haben, eine Rede zum Beispiel über ihren bisherigen Therapieweg oder auch über Inhalte aus dem persönlichen Leben vorzutragen. Das Arbeitsziel ist hierbei (zunächst) nicht das völlig flüssige Sprechen vor einer größeren Zuhörerschaft, sondern der Mut, sich überhaupt in eine solche Situation zu begeben. Allerdings schaffen es die meisten Patienten in dieser Situation tatsächlich, symptomfrei zu sprechen und sind dann natürlich sehr stolz auf sich.

Die größte Herausforderung besteht für meine Patienten darin, sich in einem Hörsaal, der mit etwa 120 Leuten gefüllt ist, darzustellen. Hin und wieder habe ich einem Patienten einen solchen Vortrag angeboten – die meisten haben schon vorher den Schweiß auf der Stirn (wer hat den nicht, wenn er vor so vielen Leuten eine Rede halten soll?) aber nach einem etwas stockenden Einstieg gelingt es den meisten Stotternden dann doch, dabei ziemlich symptomarm zu sprechen. Die Gefühle, die nach dem entsprechenden Beifall der Zuhörer bei einem Stotternden auftauchen und ihn überschwemmen, sind gewaltig. Gibt es eine noch höhere Leistung, als vor so vielen Leuten flüssig reden zu können? Dennoch – nicht das flüssigere Sprechen in einer solchen Sondersituation ist wirklich wichtig, sondern das Sprechen im Alltag. Hier ist es von weit größerer Bedeutung, bei sich zu bleiben und so zu sprechen, wie man es von sich selbst wünscht. Nicht die Super-Auftritte sind das Leben, sondern das Gespräch an der Käse-Theke oder die Bestellung im Restaurant. Es reicht also keinesfalls, wenn der Patient einen Vortrag vor einem Dutzend oder einer Hundertschaft von Zuhörern hält und dabei flüssig spricht. Mit einem solchen Erlebnis ist die Behandlung keineswegs abgeschlossen. An dieser Stelle ist es wichtiger, damit weiter zu machen, was denn den Patienten daran hindert, im Alltag ebenso sicher mit seinem Sprechen umzugehen.

3. Artikulation und Stimme

Bei manchen Stotternden fällt eine recht undeutliche Artikulation auf, was für den Zuhörer eine erschwerte Verständlichkeit der Rede bedeuten kann. Außer zu einer verbesserten Verständlichkeit für den Zuhörer kann eine deutlichere Artikulation oft zu einer zum Teil erheblichen Symptomreduzierung beim Stotternden führen. Oft sind es jugendliche Patienten, die eine etwas schnoddrige Art der Artikulation haben. Es ist nicht immer leicht, zu entscheiden, ob hier die Arbeit an der Artikulation notwendig ist, da eine gewisse unausgeschliffene Art zu sprechen oft vielen Jugendlichen entspricht und bei Nicht-Stotternden genauso häufig vorkommt. Wenn aber der Patient zum Beispiel nach Anhören seiner Aufnahmen seine eigene Art zu sprechen als ziemlich undeutlich erlebt und daran etwas ändern will, sind Übungen zur Verbesserung der Artikulation sinnvoll. Ganz ähnlich wie bei Demosthenes, der die Kieselsteintherapie an sich selbst durchgeführt haben soll, bewirkt eine etwas deutlichere Artikulation durch die vermehrte Hinwendung der Aufmerksamkeit auf den Sprechakt eine bisweilen sehr deutliche Symptomreduzierung. Über das Korkensprechen lässt sich Artikulation vortrefflich schulen. Dazu nimmt man einen nicht zu dicken Weinkorken und klemmt ihn gerade eben zwischen die Schneidezähne. Die Zunge sollte nicht voll anstoßen, es braucht ein wenig Übung, bis der Korken so weit zwischen die Zähne gesteckt wird, dass er noch gut zu halten ist, aber noch nicht so weit, dass er die Artikulation über die Maßen erschwert. Da sich das Sprechen mit einem Korken sehr sonderbar anhört, empfiehlt es sich, dass der Therapeut ebenfalls einen Korken in den Mund nimmt und mit dem Patienten gemeinsam diese Übungen durchführt. Auf den oft nicht kontrollierbaren Speichelfluss sollte der Therapeut hinweisen, damit es dem Patienten nicht zu peinlich ist, falls vorne am Korken einmal der Speichel tropft. Auch ein griffbereites Taschentuch ist von Nutzen.

Folgende Übung wird durchgeführt:

Zunächst liest der Patient (ohne Korken) ein Stück aus einem Text vor, ohne dass er vorher informiert wurde, was die Inhalte der folgenden Übung sind. Von diesem Lesen wird eine Aufnahme gemacht. Als nächstes soll der Patient ein Stück des Textes mit dem Korken lesen und dabei so deutlich wie möglich artikulieren. Hiervon wird keine Aufnahme gemacht. Der Therapeut sollte ihm vormachen, wie es geht. Laute wie „m" oder „b" deutlich zu realisieren ist ganz besonders schwierig und der Patient muss schon eine erhebliche Konzentration aufbringen sowie seine Lippenmuskulatur zu Hochleistungen bringen, um diese Laute wirklich gut zu artikulieren. Nachdem der Patient eine Weile so gelesen hat, soll er den Korken wieder herausnehmen und weiterlesen. In diesem Moment wird auch die Aufnahme wieder gestartet, so dass ausschließlich zwei Aufnahmen direkt hintereinander zu hören sind – vor und nach der Korkensprechübung. In vielen Fällen wird es in der Aufnahme klar zu hören sein, dass die Artikulation wesentlich deutlicher geworden ist, allerdings hält dieser Effekt üblicherweise nicht besonders lange an. Hat der Patient diese Methode als für sich effektiv empfunden, kann er in Zukunft alleine ohne therapeutische Hilfe Übungen zur Verbesserung von Artikulation und ==Kieferöffnungsweite== durchführen.

4. Nonverbale Kommunikation

Mimik, Gestik

Bei vielen Stotternden und auch bei vielen Patienten mit einer Stimmstörung ist mir aufgefallen, dass sie besonders wenig Gestik und Mimik einsetzen. Dabei hat die Anwendung von Gestik eine deutlich verstärkende Auswirkung auf die Stimme. Schaut man sich in diesem Zusammenhang einmal eine Politikerdebatte an, wird man feststellen, dass kaum einer der Akteure in seiner Rede ohne eine mehr oder weniger ausgeprägte Gestik auskommt. Aber auch auf die Flüssigkeit des Sprechens kann eine sinnvoll angewendete Gestik einen gewissen Einfluss ausüben. Sprechen mit gestischem Ausdruck kann sehr interessant und spontan wirken, während ohne die Anwendung von Gestik ein Gespräch eventuell sehr monoton und langweilig wirken kann. Manche Patienten geben beim Vorgespräch über das Thema Gestik an, dass sie es unpassend fänden, *„wild in der Luft herum zu fuchteln"*. Sie haben also zunächst eine negative Einstellung zur Anwendung von Gestik. Meist ist nicht nur die Gestik betroffen, sondern die gesamte Körpersprache wie Mimik, Blickkontakt und Körperbewegungen ist verarmt. Im Grunde ist es auch nicht gerade passend, flüssige, großzügige Bewegungen zu machen und gleichzeitig von einem Block zum nächsten zu stottern. Ist aber bereits eine flüssigere Form des Sprechens erreicht, ist es sehr passend, dazu auch die nonverbalen Kommunikationsmöglichkeiten zu erweitern.

Das Ziel ist, dass der Patient an sich und an anderen Menschen die Anwendung und Auswirkung von Gestik zunächst beobachtet und schließlich selbst sinnvoll, gesprächsbegleitend und rhythmusunterstützend Gestik anwenden kann, um eine lebendigere Form der nonverbalen Kommunikation zu erreichen. Dazu schaue ich mir mit dem Patienten Videoaufnahmen von Rednern, wie Politiker oder Kabarettisten an und dann soll der Zusammenhang von Gestik und Mimik mit Stimmdynamik, Akzentuierung und Rhythmusunterstützung analysiert werden. Ich versuche, dem Patienten die Verwendung von Gestik als etwas wirklich Positives zu vermitteln. In Übungen können Patient und Therapeut sehr übertrieben Gestik anwenden, während sie etwas erzählen. Auch mittels reiner nonverbalen Kommunikation, also ohne zu sprechen, lässt sich das Auftreten mit verstärkter Gestik schulen. Eine Übung hierzu ist das

Pantomime-Spiel, in dem beispielsweise Berufe, Personen, Situationen oder Gefühle dargestellt und erraten werden sollen. Sehr sinnvoll ist hier wieder die Anwendung des Videogerätes mit dessen Hilfe der Patient gleich nach der Übung sehen kann, wie überzeugend er war.

Es gibt **kleine Würfel,** die anstelle von Zahlenwerten Gesichter in sechs verschiedenen Stimmungen zeigen. Es sind dies die „Mimürfel" von Hajo Bücken, die ich in einem Spielwarengeschäft gekauft habe. Von zornig über neutral bis himmelhochjauchzend sind sechs Gesichter dargestellt. Entweder Patient und Therapeut würfeln und machen direkt das jeweilige Gesicht nach oder es wird ein Satz vorgegeben, der in unterschiedlichen Stimmungen vorgetragen werden soll. Sogar ein Satz wie *„Morgen ist Weihnachten"* lässt sich in verschiedenen Stimmungen darstellen (es soll ja auch Leute geben, die sich auf dieses Fest überhaupt nicht freuen können). Wenn von diesen Übungen Videoaufnahmen gemacht werden, kann der Patient auch hier gleich nach Beendigung einer Übungssequenz sehen, ob seine Mimik überzeugend war oder ob er noch etwas verändern möchte.

Weitere Übungssätze sind zum Beispiel:
- Morgen soll es wieder regnen
- Am Samstag ziehen wir um
- Vielen Dank für die Blumen
- Der Dollar steigt
- Nächste Woche bekomme ich schon wieder einen Auftrag

Im Lauf dieser Übungen soll der Patient ermutigt werden, seine eingeschränkte Gestik wieder zu entfalten oder neu zu erlernen. Durch Variieren und Ausweiten der nonverbalen Ausdrucksmöglichkeiten kann sich der Stotternde mehr zeigen und variantenreicher und vielfältiger mitteilen.

Ein 25-jähriger Patient gab an, er habe sich im Alter von ungefähr 16 Jahren die Anwendung von Gestik „abgewöhnt", weil er es als Herumfuchteln in der Luft empfunden hatte. Als „Hilfe" dazu begann er sich beim Sprechen auf seine Hände zu setzen, um diese an gesprächsbegleitenden Bewegungen zu hindern. Im Nachhinein betrachtet meinte er, dass sich sein Stottern zeitgleich deutlich verstärkt habe. Möglicherweise hatte er auch versucht, Mitbewegungen zu unterdrücken.

Zu einem flüssigeren Sprechen ist es sehr passend, wenn die nonverbale Kommunikation gleichzeitig erweitert wird. Sie unterstützt den Rhythmus des Gesagten und kann bedeutungsersetzend oder -unterstützend eingesetzt werden. Der Unterschied zwischen ==Bedeutungsgestik== und ==Rhythmusgestik== sollte dem Patienten erklärt und am besten mittels Videoaufnahmen oder über Vormachen gezeigt werden. Bedeutungsunterstützende Gestik ist das „Malen" von Formen in die Luft (*„sooo groß war der Karpfen, den ich an der Angel hatte"*) oder zum Beispiel der Zeigefinger an der Stirn. Unter rhythmusunterstützender Gestik verstehe ich das rhythmische Mitbewegen zum Beispiel des Armes oder des Kopfes wobei der Extrempunkt der Geste mit der Betonung im Wort oder im Satz synchron erreicht wird. Stellen wir uns einen Politiker vor, der im Bundestag am Rednerpult steht, die linke Hand in der Hosentasche oder das Pult festhaltend, der Daumen und Zeigefinger der rechten Hand bilden einen runden Kreis und drücken fest aufeinander, die drei anderen Finger sind leicht gebogen, heben sich aber deutlich von Daumen und Zeigefinger ab. Bei jeder Betonung bewegt sich die Hand in Richtung Auditorium, leicht nach vorne unten: *„wir haben unsere Zusammenarbeit wieder und wieder angeboten"*. Grundsätzlich muss bei der Erarbeitung einer weiteren, offeneren Form der Anwendung von Gestik darauf geachtet werden, dass der Stotternde nicht überfordert wird. Weit geöffnete Gesten liegen vielen Stotternden und wahrscheinlich auch manchen Nicht-Stotternden nicht sehr und der Therapeut sollte nicht zu forsch vorangehen und weite, offene Gesten von einem verschlossenen Menschen erwarten. Hilfreich ist es, wenn der Therapeut ein behutsames Vorbild ist und darauf achtet, dass er nicht vor lauter Spielfreude seinen Patienten „an die Wand spielt".

Blickkontakt

Hat ein Stotternder einen starken Block, so bricht er unter diesem Block zumeist den Blickkontakt zu seinem Gegenüber ab (ein Verhalten, das auch flüssigsprechende Studierende zeigen, wenn sie Stottern üben, sei es in der Ausbildungsstätte oder zum Beispiel beim Stottern in einem Geschäft). Dieses Verhalten ist absolut verständlich – wird es beim Kommunizieren schwierig, eng, unangenehm oder peinlich, beendet so gut wie jeder Sprecher den Blickkontakt. Das ist kein bewusster Ablauf, sondern geschieht rasch, unbewusst und automatisch. Ebenso automatisch beenden die meisten Stotternden im heftigen Block den Blickkontakt mit dem Gesprächspartner. Wer will schon dem Gegenüber seinen Kampf mit dem Symptom willentlich vormachen?

Ich erlebe im Therapiealltag allerdings oft auch, dass ein Stotternder während einer flüssigen Passage den Blickkontakt abbricht oder ihn gar nicht erst aufnimmt. Und es gibt natürlich auch Flüssigsprecher, die Probleme mit dem Aufnehmen und Halten des Blickkontaktes haben, aber um die geht es hier nicht.

Ein Blickkontakt kann etwas sehr Verbindendes, zum Teil sogar sehr Intimes haben und über Blicke lässt sich oft mehr ausdrücken, als es verbal in der Situation möglich wäre. Den Blick senken, das tun oft Leute, die sich unsicher fühlen oder die von vermeintlich höherstehenden Personen angesprochen, eventuell auch unangenehm angesprochen werden. Oft erleben wir Gespräche mit Vorgesetzten oder Chefs, in denen die Beteiligten den Blick abwenden und ohne Blickkontakt weitersprechen. Das kann eine Strategie sein, um besser nachdenken zu können und um nicht abgelenkt durch einen Blickkontakt zu sein. Es kann aber auch von dem Gesprächspartner als Eingeständnis der Unterlegenheit bewertet werden. Mutig dagegen empfinden wir denjenigen, der seinem Gegenüber, auch wenn es sich um einen Chef handelt, in die Augen blickt, ihm gewissermaßen die Stirn bietet.

Blickkontakt aufnehmen ist also immer mit einer gewissen Risikobereitschaft verbunden. Man nimmt Blickkontakt mit einem oder einer Fremden auf oder man stellt sich einer Diskussion, beziehungsweise einer Auseinandersetzung, stets bedeutet Blickkontakt eine Form von Kommunikation, und es wird ein Kontakt ohne Worte hergestellt. Oft ist zum Aufnehmen des Blickkontaktes eine Portion Mut notwendig. Wenn dieser nicht vorhanden ist, kann es auch mit dem Blickkontakt nichts werden. Andererseits lässt sich Blickkontakt ausprobieren, auch Mut lässt sich ausprobieren. Es wäre zu einfach zu sagen, „*ich hab nun mal nicht den Mut*" und es damit bleiben zu lassen. So also kann der Patient im Bereich der Arbeit an der nonverbalen Kommunikation ebenfalls Blickkontakt ausprobieren und damit eventuell sogar ausprobieren, etwas mutiger zu sein.

Einleitend zur Arbeit am Blickkontakt wird eine ältere Videoaufnahme von dem Patienten analysiert oder eigens eine aktuelle gemacht. Ich fertige für diesen Zweck eine spezielle Aufnahme an, die den Patienten später so zeigt, wie ihn der Gesprächspartner wahrnimmt. Dazu wird eine kleine Kamera am Kopf des Therapeuten auf Augenhöhe an der Schläfe platziert, was etwa eine „Augenabstandsweite" weiter seitlich bedeutet. Das resultierende Videobild kommt dem realen Betrachterbild sehr nahe. Nun wird mit dem Patienten ein Gespräch von einigen Minuten Dauer geführt. Es sollte so lange dauern, bis der Patient von der Anwesenheit der Aufnahmeeinrichtung nicht mehr abgelenkt wird. Da solche Aufnahmen zu einem relativ späten Therapiezeitpunkt gemacht werden, ist damit zu rechnen, dass der Patient keine großen Probleme mit dem Medium Video hat. Ich konnte beobachten, dass die meisten Patienten, mit denen ich diese Untersuchung durchgeführt habe, sehr interessiert an den späteren Ergebnissen waren. Wird eine aktuelle Aufnahme gemacht, wird darauf hingewiesen, dass das spätere Bild ungefähr dem Bild des Gesprächspartners entspricht und dass der Patient möglichst so kommunizieren soll, wie er es bislang gewöhnt war. Bei einer zweiten Aufnahme lautet die Aufgabe: „*Versuchen Sie so oft wie möglich Blickkontakt zu mir aufzunehmen und ihn jeweils so lange wie möglich zu halten."* Im Anschluss an dieses Gespräch können sich Patient und Therapeut die Aufnahmen ansehen und Häufigkeit und Dauer der eingesetzten Blickkontakte analysieren. Meist sind es weniger als der Patient gedacht hat. Hier zeigt sich wieder, wie schwierig es sein kann, Elemente der Kommunikation realistisch einzuschätzen. Es passiert nicht nur Leuten mit einer Kommunikationsstörung, dass sie solche Fehleinschätzungen abgeben. Wie bei der Einhaltung und Dauer von Pausen während des Haltens eines Vortrages scheinen Menschen auch hier besonders häufig Fehleinschätzungen abzugeben. Die meisten stotternden und nicht stotternden Probanden, die an der bereits erwähnten Untersuchung 1992/1993 (s. Kap. Sprechhilfen, Gliedern mit Pausen) beteiligt waren (N= 35 Personen), glaubten, mehr Blickkontakt einzusetzen und ihn länger zu halten, als es tatsächlich der Fall war.

Nachdem die Videoaufnahme, für die der Patient besonders viel Blickkontakt einsetzen sollte, betrachtet und besprochen wurde, gibt es die Möglichkeit, eine oder mehrere weitere Aufnahmen anzufertigen, für die der Patient die Aufgabe hat, jeweils vermehrt Blickkontakt zu halten. In dieser Phase der Arbeit stellt sich auch meist sehr deutlich heraus, ob dieses Verhalten für den Patienten adäquat ist oder ob er selbst Schwierigkeiten mit der Rolle als zugewandter Gesprächspartner hat. Es kommt hin und wieder vor, dass ein Patient meint, das Aufnehmen und Halten des Blickkontaktes sei für ihn (noch) nicht erstrebenswert, da er die „Sicherheit" des Wegblickens benötige.

Empfindet der Patient einen vermehrten Blickkontakt als ein für ihn erstrebenswertes Verhalten, können ihm Aufgaben für den Alltag gestellt werden. Er kann zum Beispiel herausfinden, welche Augenfarbe sein Chef oder andere Mitarbeiter haben. Auch kann der Stotternde sich vermehrt bemühen, seinen Mitmenschen beim Gespräch in die Augen zu sehen, selbst wenn er dabei noch etwas stottert. Treten jedoch nach wie vor noch starke Blocks auf, wird der Patient vermutlich nicht bereit sein, trotz seines Stotterns Blickkontakt aufzunehmen.

Im Allgemeinen kann die Arbeit an Elementen der nonverbalen Kommunikation bereits recht früh in der Therapie einsetzen. Spezielle Übungen, wie die mit dem Blickkontakt empfehle ich jedoch erst, wenn der Patient in der Lage ist, symptomreduziert zu sprechen oder er sich wenigstens etwas sicherer im Umgang mit Gesprächspartnern fühlt, selbst wenn er dabei noch unvermindert stottert.

IV. Desensibilisierung und Selbstsicherheitstraining

Non-avoidance - Nicht vermeiden

In der van-Riper-Therapie (1973) wird direkt nach der Wahrnehmungsphase die Arbeit an der Desensibilisierung angeschlossen. Mit der Modifikationsphase zu starten entspricht nach meiner Erfahrung allerdings eher dem Wunsch vieler Stotternder – kein Wunder, begibt man sich doch in die Behandlung, um etwas gegen das Stottern zu unternehmen. Früher oder später wird sich jedoch trotz aller Bemühungen, das Stottern zu bekämpfen, herausstellen, dass diese Kommunikationsstörung nicht so einfach zu beseitigen ist. Hilfreich ist es, sich ein kleines bisschen mit dem Stottern anzufreunden, oder es wenigstens etwas mehr zu tolerieren, anstatt immer dagegen anzukämpfen. Das Ziel heißt hier: *Stottern zeigen, nicht vermeiden.* Oder auch *Stottern ohne Angst und Frustration* anstelle von *Flüssig Sprechen um jeden Preis.*

Es ist den Versuch wert, am Stottern zu arbeiten, damit es sich reduziert und gleichzeitig eine höhere Toleranz dem eigenen Stottern gegenüber aufzubauen. Außerdem führt der Nicht-Vermeidungsansatz dazu, dass über ein absichtsvoll angewendetes Stottern (= das Stottern nicht mehr vermeiden wollen) die Spannung im Sprecher niedriger wird und er reaktiv wiederum flüssiger spricht. So gesehen widerspricht es sich nicht, einerseits an der Verflüssigung des Stotterns zu arbeiten und andererseits die negativen Emotionen, die mit dem Auftreten des Stotterns verbunden sind, zu reduzieren.

Mir erscheint bedeutsam, dass der Stotternde lernt, sein Stottern zuzulassen und als Teil seiner selbst zu akzeptieren. Statt über viele Jahre hinweg einzig an dem Ziel zu arbeiten, das Stottern zu verbergen und zu bekämpfen und dabei immer verkrampfter damit umzugehen, kann über die Non-avoidance-Arbeit das Stottern angstreduziert und ohne Scham und Frustration erlebt werden. Alle Formen von offenem und willentlichem Stottern schulen den Stotternden, frei und leicht mit seinem Stottern aufzutreten. Das beginnt im Therapieraum, wenn bereits zu einem ziemlich frühen Zeitpunkt mit dem Therapeuten gemeinsam gestottert wird, was im Kapitel II (Wahrnehmung und Sensibilisierung) beschrieben ist und führt weiter über gemeinsame Übungen mit dem Therapeuten in-vivo, wo absichtlich mit fremden Gesprächspartnern gestottert werden kann. Nicht wenige Stotternde schrecken davor zurück, absichtlich zu stottern, vor allem außerhalb des Therapieraumes. Und manchen Stotternden will es einfach nicht gelingen, das absichtliche Stottern erklingen zu lassen, aber wenn es einmal geschafft wird, das Stottern absichtlich laut und deutlich ertönen zu lassen, kann es sein, dass alles sehr frei, viel lockerer oder vielleicht sogar lustvoll erlebt wird. Dann kann es sich natürlich auch in ein Pseudostottern verwandeln, das gar nicht mehr wirklich angespannt ist.

Mögliche Formen und reichliche Anwendungsbeispiele von absichtlichem Stottern sind in den Veröffentlichungen von van Riper und Wendlandt eindrücklich beschrieben und ich verzichte daher auf eine weitere Ausbreitung dieses Themas an dieser Stelle. Nur folgendes möchte ich noch hinzufügen:

Wir hatten einen 24-jährigen Stotternden in die Therapie genommen, dem sein Stottern sehr peinlich war und der sehr hohe Widerstände dagegen hatte. Regelmäßig kam es vor, dass er beim Einkaufen sehr stark stotterte und sich darüber massiv ärgerte. Das Ziel zu diesem Zeitpunkt war, Pseudostottern anzuwenden, also nicht das Originalstottern heraus zu lassen, sondern eine andere Form des Stotterns zu produzieren. Er wehrte sich gegen jede Form des Stotterns, egal ob es sein eigenes Stottern war oder ein nach-gemachtes anderes Stottern. Irgendwann war er endlich bereit, sein Stottern im Therapieraum vorzumachen und musste erstaunt feststellen, dass er dazu nicht in der Lage war. Es ging einfach nicht – er konnte kein einziges Wort stottern! So stellte er fest: *„wenn ich stottern will, kann ich es nicht!"* Also ging er am nächsten Tag in eine Metzgerei mit folgendem Ziel: *ich will da drinnen auf gar keinen Fall stottern, also probiere ich das mal aus, was ich da gestern erfahren habe. Ich will jetzt stottern und kann dann nicht – und genau das will ich ja.* Dummerweise hat dann natürlich gar nichts geklappt, weil er ja in Wirklichkeit NICHT stottern wollte und er nur so getan hat, als wolle er. Er geriet in schwere Blockierungen und beschwerte sich in der nächsten Therapiestunde darüber, dass der Zauber nicht funktioniert hätte.

Stottern reduziert sich üblicherweise in dem Moment, in dem es willkommen ist, in dem es nicht vermieden werden braucht, oder es sogar absichtsvoll erklingen soll. Es reduziert sich häufig nicht, wenn es nicht auftreten soll, meistens verstärkt es sich dabei noch. Das Ziel des Patienten in der Metzgerei war nicht, willentlich zu stottern, sondern das Ziel war, Stottern über einen Trick zu vermeiden – so herum funktioniert Non-avoidance nicht.

Bedeutsam erscheint mir die Feststellung, dass jeder Mensch nur das loslassen kann, was er auch sicher in der Hand hält. Es erscheint mir deshalb geradezu zwingend notwendig, dass der Stotternde dazu sein Originalstottern in all seinen Facetten erfasst, gespürt, erlebt und in die Hand genommen hat.

Bei den meisten Stotternden existieren Ängste vor Kommunikationssituationen unterschiedlicher Art. Für den einen ist das Telefon der Horror schlechthin, der andere versinkt vor Scham und Erröten im Boden, wenn er zu seinem Chef gerufen wird. Wieder ein anderer Patient berichtet von ungeheuren Problemen, einen Partner kennen zu lernen. Diese Ängste sind zum Teil zurecht auf das Stottern zurückzuführen, allerdings ist es für einen Stotternden sicher auch ganz hilfreich zu erfahren, dass auch Flüssigsprecher vor ihrem Chef im Boden versinken können und dass auch Flüssigsprecher nicht so einfach eine Freundin finden, wie das vielleicht geglaubt wird. Das Gegenteil ist genauso wahr – ich kenne mehrere stotternde Männer, die überhaupt keine Schwierigkeiten haben, Frauen kennen zu lernen. Da spielt das Stottern offensichtlich überhaupt keine hinderliche Rolle – zumindest ist es bei diesen Männern noch nie ein Grund gewesen, nicht in Kontakt zu treten. In einigen Fällen spielte das Stottern sogar die entscheidende Rolle, in Kontakt zu treten. Noch während meiner Ausbildung zum Logopäden konnte ich einen Stotternden kennen lernen, der auf keinen Fall an seinem Stottern etwas verändern wollte, weil er sicher war, gerade wegen seines Stotterns besonders viele Kontakte zu Frauen aufbauen zu können. Die Frauen fänden sein Stottern irgendwie berührend und würden sich so liebevoll um ihn kümmern. Dieser Mensch hatte keinen

Grund, sein Stottern zu verändern, ich habe ihn auch nicht als Patienten kennen gelernt. Die Frau eines anderen Patienten gab an, sie habe das Stottern ihres Ehemannes beim Kennenlernen „*so süß gefunden*".

Für die meisten meiner männlichen Patienten allerdings war das Thema Frauen ein überaus heikles und angstbesetztes Thema. Wie bereits in Kap. II/3 beschrieben, ist es sehr sinnvoll, mit Stotternden das Wissen über menschliche Kommunikation zu erweitern. Dazu gehört es auch, dass ein Patient erfahren kann, welche Ängste und Unsicherheiten bei den sogenannten „Normalen" auftreten können. Als weiteren Schritt bietet es sich an, mit dem Patienten über seine individuellen Ängste zu sprechen und diese, gegebenenfalls mit psychologischer Unterstützung, anzugehen.

Dazu werden mit dem Patienten zunächst eine Spannungs- und eine Stotterhierarchie erstellt, man kann sie auch Spannungs- und Stotterskala nennen. Es muss festgehalten werden, dass einerseits Angst haben, und damit viel Spannung aufbauen und andererseits Stottern nicht immer das gleiche ist. Es gibt beispielsweise viele Stotternde, die in Situationen, in denen sie besonders unflüssig sprechen, nicht unbedingt besonders viel Angst haben. Genauso kommt es vor, dass ein Stotternder eine sehr hohe Anspannung hat, dabei aber eher weniger stottert als sonst. Sehr viele meiner bisherigen Patienten konnten bei richtiger Wut, also voll im Zorn, wiederum flüssig „sprechen". In dem Moment, wo richtig aus sich herausgegangen wird, in einem heftigen Streit voller Kampf und Leidenschaft können viele Stotternde nicht mehr stottern. Es empfiehlt sich, beide Skalen unabhängig voneinander zu erstellen. Ich nehme eine Einteilung in Prozentwerten vor. Die Vorstellungshilfe dabei könnte sein:

„Wenn Sie zuhause auf dem Sofa liegen und eine Zeitung lesen, würde ich das als ungefähr 10 Prozent Spannung betrachten, Null Prozent dagegen wäre Schlafen. Stellen Sie sich dagegen eine Situation vor, in der Sie nahe an der Panik sind, zum Beispiel, Sie wollen in einem Wald in Alaska Pilze sammeln, schauen um einen Busch herum und blicken dabei einem Grizzlybären ins Gesicht. Der Spannungszustand in diesem Moment dürfte ungefähr 100 Prozent betragen (oder: Sie schwimmen im Meer ein Stück weit heraus und bemerken plötzlich unter sich einen großen schwarzen Schatten...)."

In den aufgeführten Skalen wurden beispielhaft einzelne Szenen erwähnt, die unterschiedlich starke Spannung erzeugen.

Eine Spannungsskala von einem Patienten sah so aus:

100	(Panik)
90	
80	Einen Vortrag halten
70	
60	Spezielle Dinge einkaufen, Behördengänge, Reklamationen
50	
40	Telefonat mit einer Behörde
30	Gespräch mit der Ehefrau
20	Telefonat mit Bekannten
10	Im Patientenkreis etwas erzählen, Kindern ein Buch vorlesen

Bemerkenswert erscheint, dass es dem Patienten leichter fällt, mit Freunden zu telefonieren, als mit seiner eigenen Frau ein Gespräch zu führen. Die Punktwerte für beide Situationen sind noch nicht sehr hoch, aber die Beziehung zur Frau des Patienten scheint auch nicht ganz „spannungsfrei" zu sein.

Eine andere Patientin gab folgende Spannungsskala an:

100	(Panik)
90	
80	Anruf beim Chef
70	
60	Pat. ruft bei einer Firma an
50	Unbekannter ruft sie an
40	
30	Anruf bei dem Therapeuten
20	
10	Pat. ruft Freundin an

Die Angaben in dieser Spannungsskala beziehen sich ausschließlich auf das Problem Telefonieren. Im nächsten Kapitel beschreibe ich, welche Elemente die Arbeit mit dem Telefon beinhalten könnte.

Ein Sechzehnjähriger Schüler konnte folgende Angaben machen:

100 (Panik)

90 Ein fremdes Mädchen ansprechen

80

70 In der Schule einen fremden Lehrer ansprechen und um etwas bitten

60 Bei der Auskunft anrufen

50 Einkaufen in Einzelhandelsgeschäft mit mehreren wartenden Kunden

40 Einkaufen in Einzelhandelsgeschäft (einziger Kunde)

30 Fremden auf der Straße ansprechen und nach der Uhrzeit fragen

20 Sprechen im Therapieraum

10

Als letztes sei an dieser Stelle noch die Spannungsskala eines 40-jährigen Stotternden, verheiratet, ein Kind, Ingenieur in gehobener Position bei einem großen Konzern, erwähnt:

100	(Panik) – vom Chef unerwartet angesprochen werden
90	Sprachliche und inhaltliche Unsicherheit im Betrieb (Pat. fürchtet, er könnte evtl. stottern, zusätzlich weiß er nicht genau, was er sagen soll)
80	Sprachliche Unsicherheit im Betrieb (Pat. fürchtet, er könnte evtl. stottern)
70	
60	Gespräch mit der Mutter Angerufen werden
50	Jemanden anrufen
40	
30	Sprechen vor einer Gruppe Auszubildender im Betrieb
20	In ein laufendes Gespräch von Kollegen einsteigen
10	

Deutlich fällt hier die Unsicherheit auf, mit der der Patient im Betrieb zu kämpfen hat, allerdings nur, wenn die Gesprächsteilnehmer fachlich kompetent sind. Die Auszubildenden, die der Patient gelegentlich in größeren Gruppen unterrichtet, bereiten ihm keinen kommunikativen Stress. Ferner fällt die hohe Anspannung auf, die der Patient im Gespräch mit seiner Mutter hat.

Es gibt Situationen, in denen sehr viele Stotternde eine erhöhte Spannung an sich feststellen. Dazu gehört das Einkaufen in einem Einzelhandelsgeschäft mit mehreren wartenden Kunden, das Ansprechen eines fremden Menschen (eines anderen Geschlechts), das unerwartet vom Chef angesprochen werden und das Telefonieren. Ich muss allerdings hinzufügen, dass auch viele Flüssigsprechende in diesen Situationen eine erhöhte Spannung an sich feststellen. Es sind also eher typisch angsterzeugende Situationen für alle Menschen. Selbst das Telefonieren bereitet manchen Flüssigsprechern Schwierigkeiten, allerdings nur die Einleitung („Ich ruf jetzt da an. Ich sag einfach: *Guten Tag, hier spricht Lorenz.* Nein, das klingt blöd. *Guten Tag, mein Name ist Lorenz.* Auch dämlich. *Guten Tag, Lorenz mein Name.* Hmm, auch nicht besser....")

Das Telefon

Immer wieder ist es das Telefon, das Stotternden größte Probleme bereitet. Manche Stotternde berichteten, sie führen lieber zwanzig Kilometer mit dem Auto zu einer Behörde, als ein Telefonat dorthin zu führen. Viele Nicht-Stotternde verstehen gar nicht, warum ausgerechnet ein Telefon solche riesigen Probleme schaffen kann. Der Einwand *„da kann Dich doch keiner sehen"* wird oft gebracht, aber gerade das ist es: der Stotternde wird von seinem Gesprächspartner nicht gesehen. Da es hin und wieder vorkommt, dass eine Verbindung mit dem Telefon nicht richtig zustande kommt, legen einige Telefonteilnehmer bereits wieder auf, bevor der Stotternde ein Wort herausgebracht hat. Auch wesentlich unangenehmere Erfahrungen müssen Stotternde gelegentlich machen, wenn sie zum Sprechen gedrängelt werden, während sie mit einem Block kämpfen. Eine solche Telefonsituation kann dann folgendermaßen ablaufen:

Teilnehmer: *(nennt Namen)*
Stotternder: *(stummes Pressen)*
Teilnehmer: *„Hallo!"*
Stotternder: *(stummes Pressen)*
Teilnehmer: *„Haaallooo..."*
Stotternder: *(/)*
Teilnehmer: *„Ja, so melden Sie sich doch"*

Stotternder: *(bekommt Schweißausbruch, kämpft mit einer Begrüßungsfloskel wie zum Beispiel „guten Tag")*
Teilnehmer: „*Ist da jemand?*"
Stotternder: „*äähh G.gg........g...äähh G.g.g...*"
Teilnehmer: „*Idiot!*" - *(legt auf)*

Selbst wenn der Teilnehmer nicht gleich beginnt, den Stotternden zu beschimpfen, so genügt es in aller Regel, über ein „*So melden Sie sich doch!*" einen derartigen Stress beim Stotternden auszulösen, dass dieser bereits von sich aus wieder auflegen möchte. Wieder ist es der Wortanfang, der Sprechbeginn, bei dem der Stotternde so deutlich stottert, und ausgerechnet auf diesen Sprechbeginn kommt es beim Telefonieren an, wenn eine Kommunikation mit dem Teilnehmer aufgebaut werden soll. Möglicherweise wären Bildtelefone für viele Stotternde ein Segen.

Um dem Stotternden die Benutzung des Telefons zu erleichtern, bietet es sich an, eine Systematische Desensibilisierung der Ängste und Spannungen beim Telefonieren durchzuführen. Diese Desensibilisierung lässt sich oft sehr zufriedenstellend erreichen. Dabei wird stufenweise vorgegangen. Im Folgenden wird in einem Beispiel beschrieben, wie eine Systematische Desensibilisierung mit dem Telefon durchgeführt werden kann. Dabei wird eine stufenweise Annäherung an das Einsetzen symptomreduzierten Sprechens beim Telefonieren angestrebt. Die Arbeit kann also nur in dieser Form geleistet werden, wenn der Patient bereits in der Lage ist, symptomreduziert zu sprechen, sich aber noch nicht an das Telefon herantraut. Wir haben Patienten erlebt, die bereits beim Anblick eines Telefons einen Schweißausbruch bekamen, selbst wenn es ein Modell aus Holz war. Auch das Klingeln des Telefons kann einem Patienten durchaus den Atem nehmen, selbst wenn es das Klingeln eines Spieltelefons ist. Es ist grundsätzlich für die Therapie sehr hilfreich, wenn der Patient sich so gut in die Situation hinein versetzen kann, dass er echte Ängste erlebt. Auf diese Weise kann er am besten an seinen Ängsten arbeiten und eine Angstreduzierung erreichen. Je nachdem, wie erheblich das Problem Telefon für den jeweiligen Patienten ist, kann in spätere Übungsschritte eingestiegen oder der eine oder andere Schritt übersprungen werden. Natürlich können auch notwendige Zwischenschritte eingefügt werden.

Systematische Desensibilisierung mit dem Telefon

1. Vorbesprechung: Patient soll seine Ängste im Umgang mit dem Telefon formulieren, typisch ablaufende Telefonate werden besprochen, Vermeidestrategien abgeklärt, die Zielbestimmung vorgenommen: was wollen wir erreichen?

2. Das Telefon wird als Gerät erfasst, der Patient soll sich ein „gezähmtes" (nicht angeschlossenes) Telefon ansehen, in die Hand nehmen, es befühlen, sich Gedanken darüber machen, was man mit diesem Gerät anstellt, zu was es Nutze sein kann. *„Sie haben da ein Telefon in der Hand, was macht man damit normalerweise? Menschen benutzen Telefone als Geräte, die es ihnen ermöglichen, über große Distanzen miteinander zu sprechen. Nur dafür ist es da. Nun schließen Sie die Augen und versuchen Sie, dieses Gerät nur noch mit dem Tastsinn zu erfassen. Sie sind ruhig, vollkommen ruhig und entspannt. Mehr und mehr lockern Sie Ihre Anspannung. Versuchen Sie, zu einer totalen Entspannung zu gelangen. Dieses Gerät kann Ihnen nichts tun, es ist jetzt harmlos. Ihre Anspannung, wenn Sie dieses Gerät in der Hand halten, wird immer weniger, ihre Muskeln lockern sich, Sie haben jetzt keine Angst mehr vor diesem Gerät aus Kunststoff und Metall."*

Elemente aus dem Autogenen Training oder anderen spannungsregulierenden Übungen werden in die Systematische Desensibilisierung einbezogen. Die Angst und Anspannung im Umgang mit dem Telefon wird nicht nach einer Sitzung weg sein, aber sie wird geringer sein und das ist für den Patienten ein erfreuliches Erlebnis.

Wenn der Patient das Telefon spannungsreduziert in die Hand nehmen kann (ein Rest an Spannung darf noch vorhanden sein, Hauptsache, er erlebt keine Angst mehr), kann zur nächsten Stufe übergegangen werden.

3. Der Patient und der Therapeut erhalten je ein Telefon, das nicht angeschlossen ist. Im Rollenspiel telefonieren sie miteinander. Sie halten dabei Blickkontakt. Die Zielsetzung ist dabei für die verschiedenen Patienten unterschiedlich – der eine möchte seinen Namen lang und gedehnt sprechen, der andere eine Pause einhalten, bevor er zu sprechen beginnt. Für den einen ist das Anrufen leichter, für den anderen das Angerufenwerden. Alle Patienten aber sollen diese Situation schließlich als deutlich angstreduziert erleben.

„Schließen Sie Ihre Augen und kommen Sie zur Ruhe. Sie sind ruhig, vollkommen ruhig und entspannt. Sie wollen jetzt Ihren Therapeuten anrufen. Sie werden den Hörer behutsam abnehmen, das bereitet Ihnen keine Angst mehr. Sie wählen seine Nummer und dann wird es bei ihm klingeln. Rechnen Sie damit, dass er ziemlich schnell drangeht, da er direkt neben seinem Telefon sitzt. Rechnen Sie aber auch damit, dass er gar nicht drangeht, weil er nicht immer in seinem Zimmer ist. Stellen Sie sich diese Situation vor, Sie haben keine Angst dabei, es ist nur Ihr Therapeut. Sie wissen, dass ihn oft Stotternde anrufen und dass er immer geduldig wartet, bis der Teilnehmer sich meldet, er wird Ihnen keinen Stress bereiten, wenn Sie Ihren Namen nicht herausbekommen sollten. ...öffnen Sie jetzt die Augen und sehen Sie mich an. Bei mir klingelt jetzt das Telefon. Ich werde jetzt drangehen - ...(Therapeut nennt Namen)..."

Der Blickkontakt, der in diesem 3. Arbeitsschritt noch zur Hilfe für den Patienten genutzt werden kann - *„wir sind gar nicht so weit auseinander und außerdem kann ich Ihnen eine Übungsanleitung geben (jetzt dehnen!)"* - wird in Stufe 4 nicht aufgenommen.

4. Wie Stufe 3, aber ohne Blickkontakt

5. In der nächsten Stufe werden Patient und Therapeut ihre Telefone „scharf" machen, das heißt, die Geräte werden angeschlossen und die beiden können miteinander kommunizieren. Sehr praktisch ist es dabei, wenn man über zwei Telefonanschlüsse verfügt, die im selben Raum sind und die gegenseitig angewählt werden können, oder man verwendet ein mobiles Telefon. Das Telefonat mit dem Therapeuten wird langsam immer echter. Hier kommt das echte Klingeln hinzu,

ein Geräusch, das bei manchen Stotternden den Blutdruck steigen lässt. Zunächst soll der Patient das Telefon eine Weile klingeln lassen und währenddessen eine Beruhigungsformel aus dem Autogenen Training hören. Auch in dieser Stufe wird unterschieden in Anrufen und Angerufenwerden. Das leichtere kommt zuerst. Das Telefon braucht nicht lange zu klingeln, es geht darum, dass der Patient sich an das Klingelgeräusch gewöhnen kann. Erlebt der Patient die Stufe 5 als deutlich spannungsreduziert, kann zur nächsten Stufe weiter gegangen werden.

6. Hier nun soll sich der Therapeut oder der Patient, je nachdem, wer wen angerufen hat, melden. Dabei sollte Blickkontakt gehalten werden, wenn Therapeut und Patient miteinander im selben Raum real telefonieren. Daraufhin kann ein kurzes Gespräch geführt werden, zum Beispiel, um einen Termin auszumachen oder abzusagen.

7. Wie Stufe 6. aber ohne Blickkontakt.

8. Bisher haben alle Übungen im Therapieraum stattgefunden. Als nächstes geht der Therapeut in einen Nebenraum, wo ihn der Patient anrufen kann und von wo aus der Therapeut den Patienten anrufen kann. (Ein gewisses „Risiko" ist schon dabei, wenn der Therapeut den Raum verlässt, um in einen Nebenraum zu gehen. Wie es der Zufall will, ruft ausgerechnet ein unbeteiligter Dritter im Therapieraum an und der Patient meldet sich dort so, wie er es wochenlang geübt hat. Er meldet sich dort so, wie es für ihn im Alltag wichtig wäre. So haben durchaus schon andere Patienten oder mein eigener Chef das „Anwaltsbüro Kleffel und Aye" oder das „Finanzamt Bayreuth" an der Leitung gehabt, als Sie meine Nummer gewählt hatten.)
Erlebt der Patient auch diese Stufe als angstreduziert, kann zur nächsten Stufe weiter gegangen werden.

9. Der Patient ruft einen ihm bekannten Teilnehmer an, der vorher informiert wurde, dass er angerufen wird. Hier bietet es sich an, Arbeitskollegen des Therapeuten als Gesprächspartner auszusuchen (meine Kolleginnen, die der Patient vom Sehen her kennt, sind zum

Glück immer wieder bereit, bei dieser Arbeit mitzuwirken – an dieser Stelle sei ihnen für ihre stete Mitarbeit sehr herzlich gedankt!) Je nach Schwierigkeitsgrad für den Patienten können auch informierte Bekannte, Verwandte oder Mitarbeiter den Patienten anrufen oder von ihm angerufen werden. Der Therapeut befindet sich während dieser Gespräche mit im Therapieraum und kann gegebenenfalls den Patienten unterstützen, wobei vorher abgesprochen werden muss, welcher Art die Unterstützung sein kann (zum Beispiel die Anweisung: *„Jetzt dehnen"* oder eine weiche, langgezogene Geste).

10. Der Patient ruft einen ihm unbekannten Gesprächspartner an, der vorher vom Therapeuten informiert wurde.

11. Der Patient ruft einen ihm bekannten Gesprächspartner an, der nicht informiert wurde.

12. Real-Situation: der Patient ruft einen ihm unbekannten Gesprächspartner an, der nicht informiert ist, dass ihn ein Stotternder anruft. Der Therapeut ist während des Gespräches dabei und kann dem Patienten nach Absprache Unterstützung bieten (s. Stufe 9.)

13. Real-Situation wie Stufe 12, ohne Unterstützung des Therapeuten.

14. Diese Stufe bleibt dem Patienten für seinen Alltag vorbehalten. Er soll eigenständig bei verschiedenen Gesprächspartnern anrufen und dabei sein Ziel umsetzen. Häufig ist das Ziel des Patienten dabei, symptom- und angstreduziert zu sprechen, es kann aber auch erarbeitet werden, dass der Patient in diesen Telefonaten locker stottert. Je nach allgemeiner Zielsetzung für die gesamte Therapie können diese Schritte aber auch mit „richtigem" Stottern erreicht werden. Wenn zum Beispiel das Ziel des Patienten *Stottern ohne Angst und Frustration* heißt, soll er versuchen, nach dem Ansatz *Stottern zeigen, nicht vermeiden*, sein Stottern selbstbewusster vorzutragen.

Außer dem Telefon können noch weitere Situationen für den Stotternden existieren, die ihm große Probleme bereiten. Sieht sich der Therapeut in der Lage, mit dem Patienten daran zu arbeiten, können Schritte analog zur Telefondesensibilisierung eingeplant und durchgeführt werden. Das Vorgehen bei dieser Desensibilisierungsarbeit ist hierarchisch und orientiert sich an der Angst- oder Stotterskala.

Selbstsicherheit trainieren

Durch die gesamte Arbeit mit und an dem Stottern erlangt der Patient zunehmend mehr Selbstsicherheit. Diese Sicherheit gewinnt der Patient sozusagen nebenbei, indem er sich mit seinem Sprechen immer wohler fühlt, sei es, dass er weniger stottert oder dass er selbstbewusster stottert. Erfolgserlebnisse auf dem Weg zum kommunikativeren Menschen bestätigen ihn. Manche sind sehr gewaltig, wie der große Beifall zum Ende eines erfolgreich gehaltenen Vortrages. Andere Erfolgserlebnisse sind stiller, aber nicht weniger wichtig. Spätestens an dieser Stelle zeigt sich, dass ein Stotternder mit einem veränderten Kommunikationsverhalten auch beginnt, ein anderer Mensch zu werden.

Zusätzlich zu dem durch die Therapie gestiegenen Selbstwertgefühl kann noch ein gesondertes Selbstsicherheitstraining (= assertive training, Soziales Kompetenztraining) durchgeführt werden. Ausgehend von den individuellen Problemen und kommunikativen Defiziten des Patienten wird zu Beginn erneut eine Zielbestimmung durchgeführt. Welche Situationen bereiten dem Patienten besondere Schwierigkeiten? In welchen Situationen erlebt der Patient besonders wenig Selbstsicherheit? Ausgehend von diesen Angaben, die zum Teil bereits aus der Anamnesestunde stammen können, zu denen aber im Lauf der Therapie ausführlichere Informationen hinzukommen dürften, werden Ziele ins Auge gefasst, die mit der reinen Sprachtherapie nicht mehr unbedingt gekoppelt sind, und die zum Teil weit darüber hinausgehen. Jeder Therapeut sollte sich Gedanken machen, wie weit er mit seinem Patienten gehen will und gehen kann. Es ist jedoch ein Zeichen eigener Stärke, sich die Grenzen der eigenen therapeutischen Kompetenz zuzugestehen. Wenn der Therapeut bemerkt, dass die Therapieinhalte seine therapeutische Kompetenz überschreiten, kann die Mitarbeit eines anderen Therapeuten in Anspruch genommen werden. Vielleicht kann dieser in einigen speziellen Fragen weiterhelfen.

Das Gewinnen von mehr Selbstbewusstsein ist ein langwieriger Prozess, der seitens des Therapeuten nicht zu stark angetrieben werden darf. Das Verlassen der Komfortzone ist wichtig, um Neues zu entwickeln und zu erleben, der Patient sollte jedoch nicht in Situationen hinein manövriert werden, in denen er schwere Selbstzweifel bekommt oder gar Niederlagen verkraften muss. Hilfreich ist es, wenn Patient und Therapeut sich miteinander unterhalten, welche Situationen gemeinsam angegangen werden können. Mit ausreichend Muße und etwas Mut lässt sich vieles erreichen.

Möglichkeiten, Selbstsicherheit mutig zu wagen zu, sind folgende:

Die Ja/Nein-Übung (im Therapieraum durchgeführt)
Eine Übung, die eine Menge Brisanz birgt, ist die Ja/Nein-Übung. Dazu wird der Patient aufgefordert, zu allem, was als nächstes kommt, „ja" zu sagen. Zunächst können sich Therapeut und Patient darauf beschränken, es lediglich bei dem „ja" des Patienten zu belassen, während der Therapeut sich auf ein „nein" beschränkt. Beide Teilnehmer versuchen nun, ihr Gegenüber durch ein „ja" beziehungsweise „nein" von ihrer Meinung zu überzeugen. Dabei sind alle Mittel der Prosodie und nonverbalen Kommunikation als Hilfsmittel zugelassen. Nicht selten kommt es vor, dass sich Patient und Therapeut dann nach einer Weile ziemlich anschreien, was einerseits sehr spannend sein kann, andererseits eine Menge Spannung lösen kann. Dann werden die Rollen getauscht und der Patient soll „nein" sagen, während der Therapeut nun „ja" sagt. Als Einstieg könnte die Bitte zu einem Kinobesuch geäußert werden: *„Gehst Du heute Abend mit mir ins Kino? – nein – ja? – nein – ja, komm – nein –ja? – nein! – ja! – nein!!"* usw. oder es hat gerade einen harmlosen Blechschaden durch einen Auffahrunfall gegeben: *„Sie sind mir hinten drauf gefahren. Da sind Sie Schuld – nein – ja, doch – nein! – ja! – nein!! – jaaa!! – neiiin!!"* usw.

Die Skala der Emotionen reicht von einem neutral festgestellten „nein" bzw. „ja" über bittend, flehend, lockend, ablehnend, wütend, schäumend, eventuell mit Fußaufstampfen. Bei dieser Übung soll der Patient aufgefordert werden, zu seiner Meinung zu stehen und diese mit allen Mitteln zu verteidigen, es kommt einem Rollenspiel gleich, in dem ein bisschen Mut erprobt werden soll. Später können auch Sätze benutzt werden. Der Vorteil der Nichtbenutzung von Sätzen liegt darin, dass keinerlei Stottersymptomatik den Disput unterbricht oder stört. So kann sich der Patient voll auf seine Rolle konzentrieren. Irgendwann muss natürlich einer der beiden Streithähne aufgeben, was anschließend besprochen werden kann. *„Ich konnte nicht mehr weiter, so ist das immer mit mir"*, oder *„ich hab's voll durchgezogen und ich bin ein bisschen stolz auf mich"*.

Außerhalb des Therapieraumes bieten sich folgende Möglichkeiten an, um das Selbstwertgefühl zu steigern:

Stottern zum Thema machen

Viele Stotternde haben nicht gerade viele Kontaktpersonen, mit denen sie sich über ihr Stottern auseinander setzen können. Dabei interessieren sich zahlreiche Angehörige, Bekannte, aber auch Unbeteiligte wirklich und ehrlich für das Stottern. Vielfach fragen sie nach der Ursache des Stotterns. Es existieren viele vage Vorstellungen davon, was den Beginn des Stotterns verursacht und was die Entstehung eines Symptoms auslöst. Der Patient kann außer Vermutungen über die Entstehung seines eigenen Stotterns auch über andere Erklärungsmodelle sprechen und dabei nicht nur eine Art Öffentlichkeitsarbeit betreiben, indem er Informationen an Laien weitergibt. Er kann auch sein eigenes Tabu, über Stottern zu sprechen, durchbrechen. Wahrscheinlich wird er dabei merken, dass es gar nicht so schlimm ist, darüber zu reden. Er kann offen Fragen stellen und den Gesprächspartner zu ehrlichen Antworten animieren. Der Stotternde kann fragen, ob den Gesprächspartner Stottern in irgendeiner Form stört oder wie es ihm geht, wenn er einem Stotternden begegnet. Er kann berichten, welche Art von Zuhörerverhalten seine Kommunikation behindert und mit welchem Auftreten des Zuhörers er leichter umgehen kann. Nicht alles, was ein Stotternder gerne seitens seiner Umwelt geändert haben möchte, lässt sich auch wirklich umsetzen, aber das darüber Reden macht schon vieles leichter. Für viele Stotternde gibt es Schwierigkeiten, mit den eigenen Eltern in eine befriedigende Kommunikation zu treten, aber dieses Problem haben nicht nur Stotternde. Nicht selten jedoch habe ich erlebt, dass die Eltern oder nur ein bestimmter Elternteil von Patienten nicht bereit oder in der Lage waren, mit ihrem Kind über das Stottern zu sprechen. In nicht gerade wenigen „Stotterhaushalten" wird das Problem tabuisiert. Ich habe mehrere erwachsene Stotternde kennen gelernt, denen es auch nach vielen Anläufen in ihrer Kindheit nicht gelungen ist, mit ihren Eltern über das Stottern zu sprechen. In einigen Fällen werden es alte Selbstvorwürfe sein, die sich die Eltern gemacht haben und noch immer machen, sei es, dass sie das Gefühl haben, das Stottern an ihre Kinder vererbt zu haben oder dass sie sich in deren Kindheit in irgendeiner Form falsch verhalten haben. Auch der Vorwurf, nicht rechtzeitig etwas gegen das Stottern unternommen zu haben, wurde zitiert. Statt mit neuem Selbstbewusstsein und neuer Munition auf die Eltern los zu gehen, empfiehlt es sich, dass der Stotternde auch Gespräche mit dem Therapeuten führt, der für ein wenig Verständnis den Eltern des Patienten gegenüber wirbt. Auch diese Erfahrung ist für einen Stotternden von Bedeutung – heraus zu finden, wie es denn den eigenen Eltern im Umgang mit der Kommunikationsstörung des Stotternden geht. Die Mütter von Stotternden sind keine unkommunikativen Furien und die Väter sind keine gewalttätigen Schläger. Im Gegenteil: die meisten Eltern von stotternden Kindern sind „ganz normale" Eltern, die sich einfach Sorgen um ihr Kind machen. Da die Verursachung des Stotterns so wenig eindeutig ist, hat der Patient auch nicht das Recht, seine Eltern für alle seine Probleme verantwortlich zu machen. Aber er kann versuchen, Sachverhalte aufzuklären, die ihm schon immer in Bezug auf seine Eltern im Magen gelegen haben. Im Therapieraum kann er sich mit seinem Therapeuten über seine „Erfolge" auseinandersetzen:

Eine 25-jährige Stotternde wuchs mit mehreren Geschwistern auf dem Bauernhof der Eltern auf. Einige, nicht alle, ihrer Geschwister stotterten ebenfalls. Das Thema Stottern wurde nie mit den Eltern besprochen, es war gar nicht da, es sollte nicht da sein! Der betreuende Kinderarzt meinte zu allen Fällen, dass sich die Störung von selbst wieder zurückbilden würde, ein Versuch bei einem Heilpraktiker brachte keine Erfolge. Alle Kinder litten sehr unter ihrer Kommunikationsstörung, doch der Vater, der als sehr streng geschildert wurde, lehnte jedes Gespräch über dieses Thema ab. Die Patientin, die kurz vor Therapiebeginn noch von ihrem Vater wegen ihres Wunsches, einen Mann mit einer anderen Konfession heiraten zu wollen, geschlagen wurde, berichtete, dass dieser Vater auch Briefe der Stottererselbsthilfe an sie vernichtet habe, weil er für seine Tochter in dieser Hinsicht keinen Kontakt und auch keine Therapie für nötig hielt. Diese Patientin stellte sich in unserer Ambulanz vor und wünschte einen stationären Aufenthalt zur Intensivtherapie, da sie in größerer Entfernung von unserer Institution wohnte. Während der gesamten Therapiedauer der ersten drei Wochen verheimlichte sie ihren Eltern aus Angst vor einer Entdeckung ihren Aufenthaltsort und erklärte diesen, sie befinde sich in stationärer Behandlung wegen eines Unterleibsleidens. Da diese Frau einige Zeit vor Beginn der Therapie einen Abort hatte, konnte sie ohne weitere Erklärung ihren Schwindel aufrechterhalten. Auch die Eltern fragten nicht nach, wie es ihr ginge, selbst Anrufe auf der Station, die sich immer mit „Stimm- und Sprachabteilung" meldete, machten die Eltern nicht stutzig. Vermutlich wollten die Eltern nicht erfahren, was mit ihrer Tochter geschah.

Die Eltern der Patientin waren ein immer wiederkehrendes Thema in der Therapie. In Gesprächen konnte diese Patientin ermuntert werden, mit ihren Eltern über das Stottern zu reden. Gleichzeitig konnte die Patientin ein wenig mehr Verständnis für ihre Eltern aufbringen, die mit ihrem Bauernhof und so vielen Kindern wirklich wenig Zeit hatten, sich um jedes einzelne Kind ausführlich zu kümmern.

Nach Beendigung der ersten Therapieserie von drei Wochen Dauer hatte sich die Patientin vorgenommen, mit ihren Eltern wegen des Stotterns ins Gespräch zu kommen, und es gelang ihr, darüber zu sprechen, wo sie in Wirklichkeit war und warum sie geschwindelt hatte. Sie konnte ihre Eltern auch von der Notwendigkeit weiterer Therapiesitzungen überzeugen. Außerdem konnte sie mit ihren Geschwistern erstmalig über ihr Stottern sprechen, denn auch die Kinder untereinander hatten sich nie über das Stottern unterhalten. Außer der fortführenden Behandlung konnte sie einen ihrer Brüder, der noch bei den Eltern lebte, davon überzeugen, eine Therapie zu beginnen. Dieser hat inzwischen sehr erfolgreich an einer Behandlung teilgenommen.

Fremde Menschen ansprechen oder sich bewusst in Situationen begeben, die sonst vermieden werden

Sehr interessant kann die Arbeit werden, wenn der Patient bereit ist, sich bewusst in Situationen hineinzubegeben, die ihm bislang Schwierigkeiten bereitet haben. Mit therapeutischer Unterstützung und Begleitung wird der Patient zunehmend mutiger und probiert Dinge aus, die er sich früher nicht zugetraut hätte. Das erinnert ein wenig an Lausbubengeschichten, die vor allem zu zweit oder zu mehreren angestellt werden. War der Stotternde bislang in seinem Leben eher ein zurückgezogener Denker, so fühlt er sich nun beschwingt, Taten zu vollbringen. Vor lauter Spieleifer müssen dabei gelegentlich die Zielpersonen seines veränderten Verhaltens geschützt werden. Der Therapeut sollte darauf achten, mit dem Patienten nicht in einen „Spielrausch" zu gelangen, in dem unvorbereitete Bürger in unangenehme Situationen gebracht werden oder sich veralbert fühlen. Vor einigen Jahren hatte es ein damals 25-jähriger Stotternder im Rahmen seines Selbstsicherheitstrainings geschafft, in einem Kaufhaus Unterhosen anprobieren zu dürfen, was üblicherweise nicht gestattet wird. Während der gleichen Therapieserie befanden wir uns einmal in einem Geschäft, in dem griechische Waren angeboten werden, vor allem Tinnef aus verschiedenen Metallen, aber auch sehr schöne Wolldecken. Der Patient erkundigte sich nach dem Preis einer Decke. Auf die Antwort der Verkäuferin, der Preis läge bei 200,- DM fragte der Patient, ob man die (zugegebenermaßen ziemlich große) Decke nicht in der Mitte zerschneiden könne und ob er eine Hälfte für 100,- DM haben könnte. Die Verkäuferin war darüber ziemlich entsetzt und warf uns erbost hinaus – wir hatten den Bogen überspannt. Solche Situationen sollte der Therapeut möglichst rechtzeitig erkennen, um die unwissenden „Therapiepartner" nicht zu verprellen. In diesen Laden bin ich danach lange nicht mehr mit einem Patienten gegangen.

Der Patient könnte im Therapieraum eine Liste von Situationen erstellen, die er bisher vermieden hat. Es müssen keine großen Taten geplant werden – auch das Ansprechen eines Menschen auf einer Parkbank ist bereits ein guter Schritt, wenn man so etwas noch nie gemacht hat.

Unempfindlicher werden gegenüber eigenen leichten Unflüssigkeiten

Viele Stotternde bemerken erstaunlich wenige Symptome an sich, andere wiederum gehen mit sich selbst nach jedem noch so kleinen Symptömchen überaus kritisch ins Gericht. Diese sind hier gemeint, wenn es darum geht, dass Stotternde mit minimalen Symptomen etwas weniger kritisch mit sich selbst umgehen sollen. Der Therapeut kann mit dem Patienten über seine augenblicklichen Zielvorstellungen sprechen und den erreichten Stand markieren. Hat der Stotternde einen Punkt erreicht, an dem er über ein lockeres, flüssiges, zugewandtes, jedoch nicht stotterfreies Sprechen verfügt, muss besprochen werden, ob sein Ziel nun *Flüssig Sprechen um jeden Preis* heißt oder ob er mit einer lockeren Restsymptomatik zufrieden sein kann. Selbst wenn Einzelne es schaffen, von ihrem Stottern vollständig loszukommen, bleibt es doch eher die Ausnahme. Viel häufiger jedoch kann man beobachten, dass ein Stotternder zu sehr flüssigem Sprechen gelangen kann, obgleich er dennoch innerlich ein Stotternder bleiben wird. Eine gute Besserung ist möglich, eine völlige Heilung vom Stottern nahezu nicht – das sollte dem Patienten klargemacht werden, wenn er sich immer wieder über seine lockere Restsymptomatik ärgert.

Unempfindlicher werden gegenüber Stress, der vom Zuhörer ausgeht

Den Stress, der vom Zuhörer ausgeht, unter Kontrolle zu bekommen kann über eine Vortragssituation initiiert werden. Dabei hält der Stotternde vor mehreren Unbekannten eine Rede oder führt Dialoge mit Fremden, die – möglichst zuvor in Rollenspielen erprobt – auf den Sprecher reagieren: Ungeduld, Unterbrechungen ja sogar Konfrontationen können erprobt werden.

Für einen Schreinermeister, der häufig Auszubildende unterrichtet, haben wir ein Rollenspiel durchgeführt, in dem der Patient vor seiner Klasse, dargestellt durch die Therapeuten und andere an der Logopädieschule Angestellte oder Auszubildende, einen Vortrag über die richtigen Holzverbindungen und -leimungen zu halten hatte. Die Situation sollte am frühen Morgen spielen, wenn die Lehrlinge noch etwas müde und schlapp im Unterrichtsraum „herumhängen". Der Patient sollte nun einerseits über sein Thema sprechen, andererseits die müden Zuhörer über eine interessante Vortragsart motivieren und über Nachfragen herausbekommen, was verstanden wurde und was nicht. Dabei wurde gelegentlich im Klassenzimmer getuschelt, gegähnt und nicht aufgepasst. Wichtig ist es bei solchen Spielen, nicht zu stark zu übertreiben, damit die Situation realistisch bleibt. Dieser Patient konnte seinen Vortrag über Schwalbenschwanzverbindungen sehr flüssig halten und gleichzeitig die Lehrlinge zum Aufpassen motivieren, indem er sie einzeln ansprach, verbal wachrüttelte und auch maßregelte, wenn sie einmal nicht aufgepasst hatten.

Der Stress, der vom Zuhörer ausgeht, kann über dessen Reaktionen verstärkt werden. So kann ein Zuhörer, wiederum zunächst in einem Rollenspiel, später eventuell durch einen in das Geschehen Eingeweihten, den der Patient aber nicht kennt, den Stotternden auf seine Sprechweise ansprechen oder ihn zur Eile mahnen *(„Können Sie nicht 'mal 'n bisschen schneller reden?")*. Die Aufgabe des Patienten ist es hier, diesem Stress etwas entgegenzusetzen, indem er beispielsweise offensiv über sein Stottern antwortet *(„wenn ich schneller spreche, werde ich zu stottern beginnen und dann dauert alles noch viel länger, also gedulden Sie sich bitte")* oder defensiv versucht, den Akzelerationsversuchen seiner Zuhörer standzuhalten und dabei seine Sprechweise weiter durchhält.

Selbstsicherheit mutig wagen

Da sich viele Stotternde aus Angst vor dem Symptom oder auch aus Angst vor Bestrafung nicht richtig zu kämpfen trauen, ist auch dieser Bereich im Therapieraum zunächst zu üben. Wer sagt „ *ich bin nun mal nicht so mutig, das ist doch nichts für mich*", der traut sich selbst keine Veränderung zu. Die Einstellung „*so bin ich nun mal*" ist eine völlige Resignation vor den Anforderungen des Lebens und vor der Fähigkeit, Flexibilität zu zeigen. „*So bin ich zur Zeit nicht, aber ich will das gerne anders haben*" – wunderbar! So können wir zusammen weitermachen. Mut will gelernt sein und Mut kann gelernt werden. „*Jeder ist seines Glückes Schmied.*" und „*Unter allem, was Du tust, steht Deine Unterschrift.*" Der Therapeut kann mit dem Patienten eine Liste von Situationen ausarbeiten, deren Bewältigung zunehmend höhere Anforderungen darstellen und immer mehr Mut verlangen. Wie bereits bei der Systematischen Desensibilisierung kann der Patient zunehmend mutiger werden und sich den Anforderungen des Lebens stellen – schließlich sogar dem Chef.

Die Situationen, vor denen der Stotternde bislang zurückweicht, die er aber noch erfolgreich bewältigen will, können zunächst im Therapieraum besprochen werden, dann in Rollenspielen erprobt und schließlich in-vivo mit Unterstützung des Therapeuten, später auch alleine bewältigt werden.

V. STABILISIERUNG UND NACHSORGE

1. In vivo veritas

Hat der Patient im Therapieraum bereits eine gewisse Leistungsstufe erklommen, wird es Zeit, das Gelernte auch außerhalb des Schonraumes auszuprobieren und anzuwenden. Gelegentlich kommt es vor, dass ein Patient wünscht, diese Arbeit ohne therapeutische Hilfe durchzuführen, und es ist nichts dagegen einzuwenden. Die meisten Patienten arbeiten jedoch in dieser Stufe der Therapie gerne mit Hilfe des Therapeuten. In der In-vivo-Arbeit (in vivo: lat. für *im Leben*) bläst dem Patient der Wind des Lebens in das Gesicht und er kann versuchen, diesen Wind so zu nutzen, dass er ihn weiterbringt auf seinem Weg zu einem kommunikativeren Kontakt zu seinen Mitmenschen.

Wichtig ist, dass die In-vivo-Arbeit nicht zu früh einsetzt – der Patient sollte bereits über ein gewisses Spektrum an Möglichkeiten verfügen, seine (Sprech-)Verhaltensweisen zu variieren. Nachdem der Stotternde im Therapieraum, zum Beispiel in Rollenspielen, ohne weiteres in der Lage ist, seine neue Art des Sprechens, wann immer er es will, aufrechtzuerhalten, beginnt die Zeit, das Erarbeitete „draußen" anzuwenden. Entscheidend dabei ist eine gute Vorbesprechung und eine genaue Planung, was der Patient anwenden möchte. Die Kenntnis der örtlichen Gegebenheiten ist für den Therapeuten von großem Wert. Der Therapeut sollte darüber informiert sein, welches Geschäft welche Öffnungszeiten hat, wann Mittagspausen, *„Montag Ruhetag"* - oder *„Nachmittags geschlossen"*- Schilder die In-vivo-Arbeit unnötig behindern können.

Zunächst wird der Patient in einer der vorangehenden Stunden darüber informiert, dass der Therapeut vorhat, mit ihm aus dem Therapieraum hinauszugehen und verschiedene Teile der Kommunikationstherapie auszuprobieren und anzuwenden. Manche Patienten scheuen sich vor diesem Schritt, weil sie sich die Arbeit außerhalb des Therapieraumes noch nicht so recht vorstellen können. Der Therapeut kann dem Patienten zu verstehen geben, dass er ihm das Erreichen des vorgenommenen Zieles zutraut, da er nicht Misserfolge in der Therapie einplant, sondern den Patienten für fähig hält, weiterzukommen. Unumgänglich ist natürlich, dass dieser Stand auch erreicht sein sollte. Nur so, einfach zum Ausprobieren, sollte keine In-vivo-Arbeit durchgeführt werden – abgesehen von In-Vivo-Diagnostikeinheiten, die eingangs erwähnt wurden und dem Erfahren des aktuellen Sprechstandes dienen. Therapeut und Patient müssen vorher der Auffassung sein, das Vorgenommene sollte auch zu schaffen sein. Hat der Patient große Widerstände oder Ängste, wird zunächst noch auf die In-vivo-Arbeit verzichtet und besprochen, wie an diese Leistungsstufe herangegangen werden könnte, wie sich die Ängste zeigen und was dagegen unternommen werden könnte.

Irgendwann wird dann aber der Zeitpunkt gekommen sein, an dem die In-vivo-Arbeit aufgenommen werden kann. Dazu ist es notwendig, zunächst genau vorzuplanen:

- Wann soll die Therapieeinheit durchgeführt werden?
- Welche Situationen werden gewählt?
- Welche Zielorte bieten sich an?
- Welche Ziele sollen erreicht werden? (eine Beobachtungsübung, eine Sprechübung oder eine „Mutprobe" zum Angstabbau?)
- Welche Hilfen können genutzt werden (Therapeut unterstützt mit Blickkontakt, Geste oder Übernahme des Gespräches)?

In vielen Gesprächen konnte ich herausfinden, dass der Weg vom Therapieraum bis zum Zielort der Übung für manchen Patienten ein sehr schwerer Gang ist und dass während dieses Weges Furcht und vegetative Begleiterscheinungen, wie Schwitzen und Herzschlag sowie Fluchtgedanken stark zunehmen können. Es bietet sich also an, die Zeit, die benötigt wird, um zum Beispiel zu einem Einkaufsladen zu gelangen, als Besprechungszeit zu nutzen, in der das Zielverhalten bereits angewendet werden kann. Auch vorstellbar ist eine Entspannungsübung, die während des Weges durchgeführt wird. Der Patient muss zu diesem Zeitpunkt in der Anwendung von entspannenden Techniken gut vertraut sein, dann gelingt Entspannung oder zumindest Spannungsreduzierung auch während eines Spazierganges. Wenn auf dem Weg zum Ort der Übung ein Gespräch durchgeführt werden soll, können die oben erwähnten Punkte besprochen werden.

Th.: „Wir haben in der letzten Stunde darüber gesprochen, es einmal Wirklichkeit werden zu lassen mit ihrem Blickkontakt. Wir haben schon das letzte Mal darüber gesprochen, dass Sie sich gerne in einem Kopierladen beraten lassen wollen. Gehen wir also einmal in einen Laden und versuchen Sie, das Gelernte anzuwenden."

Pat." Ja, gehen wir los."

Th.: „Trauen Sie es sich zu, einem Gesprächspartner einmal richtig lange in die Augen zu blicken, während Sie mit ihm sprechen?"

Pat.: „Ich denke doch, probieren wir es aus."

(beide ziehen ihre Jacken an und verlassen den Therapieraum. Auf dem Weg zu dem Laden geht das Gespräch weiter)

Th.: „Es sind noch ein paar Schritte bis zu dem Geschäft. Was wollen Sie genau machen?"

Pat.: „Ich werde mich in dem Laden nach der Möglichkeit erkundigen, wie man einen Haufen loser Blätter mit Fotos drauf am Besten zu einem Kalender macht. Wahrscheinlich haben die so eine Stanze da, mit der alle Blätter durchlöchert werden und dann ziehen die da so Spiralen rein. Wenn die Leute in dem Kopierladen solche Geräte nicht dahaben, dann ist das kein gut ausgestatteter Laden."

Th.: „Sie kennen sich ganz gut aus, prima. Wie wollen Sie mit der Frau oder dem Mann in dem Laden sprechen?"

Pat.:" Ich möchte ein bisschen das Gedehnte Sprechen anwenden und viele Pausen machen. Dabei will ich meinen Gesprächspartner so oft wie möglich anblicken."

Th.: „Sie haben sich gleich drei Sachen ausgewählt. Sie wollen zwei Sprechhilfen zur Verflüssigung des Stotterns einsetzen und gleichzeitig Blickkontakt mit der betreffenden Person aufnehmen. Was soll meine Rolle dabei sein?"

Pat.: „Sie können ja mal schauen, wie viel Blickkontakt ich dabei wirklich aufnehme, und außerdem können Sie mir nachher sagen, wie ich meine Sprechhilfe angewendet habe."

Th.: „Gut, ich werde also ein mehr oder weniger unbeteiligter Begleiter von Ihnen sein. Die Fragen stellen Sie dann. – Ich möchte Ihnen noch sagen, dass in diesem Kopierladen Leute arbeiten, die meistens ganz gut zuhören und einem nicht sofort ins Wort fallen. Dennoch finde ich es nicht mal unbedingt das Wichtigste, dass Sie dabei eine Sprechweise besonders perfekt einhalten oder ganz besonders viel Blickkontakt aufnehmen. Was ich das Wichtigste finde, ist, dass Sie überhaupt den Mut aufbringen, sich in eine solche Situation zu begeben. Also, egal, was schließlich dabei herauskommt – Sie kneifen nicht vor einer solchen Situation, Sie begeben sich rein. Wie hoch ist die Spannung zur Zeit bei Ihnen?"

Pat.: „Na, so zwischen 60 und 70" (s. dazu Spannungsskala Kap. IV)

Th.: „Werden Sie es schaffen?"

Pat.: „Ich glaube schon."

(Patient und Therapeut betreten den Laden. Sie werden nicht sofort angesprochen, da der Ladenbesitzer sich noch mit einem Kunden beschäftigt)

Th.: „Wie hoch jetzt?"

Pat.: „Über 70, hoffentlich komme ich bald dran."

In diesem Moment ist der Kunde fertig und der Ladenbesitzer wendet sich uns zu – „Was kann ich für Sie tun?" Der Patient beginnt mit einer recht flüssigen Rede, die einzelne leichte Symptome enthält, die im weiteren Verlauf des Gespräches weniger werden. Nach dem Gespräch gehen beide aus dem Geschäft heraus, gehen noch ein paar Schritte und führen die Nachbesprechung durch.

Th.: „Und? Wie war's?"

Pat.: „Puh, jetzt nur noch 40. Gut war's glaube ich. Ich habe zwar am Anfang ein bisschen gestottert, aber das ist dann weniger geworden. Und Blickkontakt habe ich, glaube ich, ganz gut gehalten."

Th.: „Haben Sie! Und wie gut! Das war ganz große Klasse, wie Sie das gemacht haben. Stimmt, ein paar Symptome waren noch da, aber das ist nicht das, worauf Sie immer lauern müssen. Sie haben gut Blickkontakt gehalten, Sie haben auch flüssiger gesprochen als sonst und das Wichtigste – Sie haben sich getraut! Sehr schön. Wollen wir gleich in ein anderes Geschäft gehen?"

Es gibt immer Gründe, gleich noch eine weitere Situation folgen zu lassen. Entweder das eben Geschaffte war so beflügelnd, dass der Patient sich gleich noch eine oder zwei solcher Situationen zutraut oder es war eben nicht so gut gelaufen, und dann ist es möglich, einen neuen Versuch zu wagen

Nach einer weniger erfolgreichen Übung ist auch folgende Nachbesprechung möglich:

Th.: „Und? Wie war's?"

Pat.: "Mist, Mist war's! Ich habe nichts von dem, was ich mir vorgenommen habe, eingehalten! Kaum waren wir drinnen, ist die Spannung so hoch gewesen, ich hab richtig Schiss gehabt. Dann habe ich zwar ganz gut Blickkontakt gehalten, aber ziemlich arg gestottert.

"Th.: „Ja, Sie haben ziemlich gestottert. Sie haben aber auch ziemlich gut Blickkontakt gehalten, und das war es ja auch eigentlich, was Sie sich vorgenommen hatten. Gleichzeitig Blickkontakt halten und eine Sprechweise einzusetzen war noch schwierig. Dennoch – dass Sie sich überhaupt in eine solche Situation begeben haben, finde ich großartig. So etwas würden Sie doch sonst Ihre Frau für Sie erledigen lassen, oder? Aber diesmal haben Sie es selbst geschafft."

Es kommt nicht selten vor, dass Patienten nach einer in ihren Augen „verunglückten" In-vivo-Übung missmutig werden und in dieser Situation nicht erkennen, dass auch Teilschritte wichtig sind auf dem Weg nach oben. Das ist schade, denn dadurch verbauen sie sich den Blick nach vorne. Für ein Weiterkommen ist es von größter Bedeutung, Zwischenschritte als Teil des Weges zu betrachten und diese als Erfolge zu betrachten. Manche Stotternde sehen nur die höchsten Trauben und sie streben einzig danach, diese ernten zu können. Dass der Weg zu den höchsten Trauben nur ein Weg über eine ziemlich hohe Leiter ist, die Sprosse für Sprosse erklommen werden muss, hatte ich bereits erwähnt. An dieser Stelle soll noch einmal verdeutlicht werden, dass es nicht sinnvoll sein kann, auf die oberste Sprosse der Leiter springen zu wollen. Schritt für Schritt führt der Weg nach oben, und wenn der Kletterer anfängt zu schwanken, muss er erst einmal wieder das richtige Gleichgewicht finden und zur Ruhe kommen, eventuell indem er erst einmal vorsichtig wieder einige Sprossen herabsteigt oder die Leiter an der Basis besser verankert.

Das Interview auf der Straße

Eine gute Möglichkeit, das neue Sprechen draußen anzuwenden und gleichzeitig ein kleines bisschen Öffentlichkeitsarbeit zu betreiben, besteht in Interviews, die Stotternde, bewaffnet mit einem Aufnahmegerät und einem Mikrofon, durchführen können. Dabei wird das Mikrofon ganz offen getragen und Passanten werden auf der Straße angesprochen. Gute Erfahrungen habe ich mit dem Thema Stottern gemacht. Der Patient spricht einen Fußgänger an und fragt ihn, ob er einen Moment Zeit hat. Bereits das erfordert von dem Stotternden eine Portion Mut, da nicht alle Passanten gleich stehen bleiben und bereitwillig Auskunft geben wollen. Hat der Patient einen Gesprächspartner angehalten, kann er zum Beispiel mit ihm über Stottern sprechen. *„Ich mache hier eine Umfrage. Hätten Sie einen Moment Zeit für mich?"*

Als nächstes könnten folgende Fragen gestellt werden:

- *Haben Sie schon einmal etwas von der Sprechstörung Stottern gehört?*
- *Haben Sie eine Vorstellung davon, wie man so etwas behandeln kann?*
- *Kennen Sie selbst persönlich jemanden, der stottert?*
- *Fällt es Ihnen schwer, mit diesem Menschen zu sprechen? Woran denken Sie dabei?*

Bei diesen Interviews stellt sich immer wieder heraus, dass in weiten Kreisen der Bevölkerung nach wie vor eine große Unsicherheit im Umgang mit dem Thema Stottern und eine starke Unkenntnis über die Kommunikationsstörung herrscht. Manche Befragte betonen, wie normal ihrer Ansicht nach Stotternde seien und dass man sie doch behandeln solle, wie alle anderen Menschen auch. Das wäre schön, scheint aber manchmal doch nur dem Wunschdenken mancher Befragten zu entspringen. Wie dem auch sei – solch ein Gespräch kann neben der Übungsarbeit für den Stotternden gleichzeitig als unbedingt wertvolle Aufklärungsarbeit für einzelne Mitbürger eine Rolle spielen. Mit Abschluss des Interviews könnte der Patient fragen, ob es dem Passanten aufgefallen ist, dass der Interviewer selbst Stotternder ist.

2. Spiele mit dem Stottern

Wenn Therapeut und Patient eine Weile miteinander an dem Stottern und der Verflüssigung des Sprechens gearbeitet haben, können als weitere therapeutische Intervention Spiele mit dem Stottern stattfinden. Spiele, in denen mit einer angenehmen Leichtigkeit das Stottern behandelt wird. Damit wird es erlebbar als nur noch ganz unbedeutend und nicht mehr so unbekannt, so riesengroß und bedrohlich wie es das früher einmal war.

Die Schlingpflanze

Die Flüssigkeit des Sprechens kann über folgendes Spiel direkt rückgemeldet werden: Der Therapeut stellt eine Schlingpflanze dar. Zunächst noch mittelgroß in der Mitte des Raumes. Er stellt eine Pflanze dar, die jetzt Nahrung benötigt, um wachsen zu können. Der Stotternde stellt sich der Pflanze gegenüber oder er läuft um sie herum und spricht mit ihr. Etwa in der folgenden Art: *„Aha, Du bist also mein Stottern. Du siehst ja komisch aus, ich hätte Dich mir anders vorgestellt"* Und dann spricht er mit der Pflanze, hält einen Monolog. Je mehr er dabei stottert, desto mehr beginnt die Pflanze zu wachsen, treibt Seitentriebe aus, die der Therapeut über langsam ausstreckende Arme symbolisieren kann. Das Stottern wächst mit zunehmender Stotterdauer oder Intensität und kann sich dann dem Sprecher nähern, ihn versuchen, einzukreisen, zu umarmen oder wie eine Schlingpflanze zu greifen. Spricht der Stotternde dagegen flüssig, wird die Pflanze schwächer, denn sie braucht um zu überleben reichlich Stotterdünger. Erhält die Pflanze diese Nahrung nicht, beginnt sie zu kränkeln, kann winseln und jammern *(„ach bitte, bitte, ich verdurste. Bitte stottere wieder ein bisschen. Mir wird schon ganz schwindelig")* und wird schließlich immer kleiner, sinkt langsam zu Boden und verwelkt. Der Stotternde kann sich auch die Freude machen, die Pflanze immer wieder ein bisschen wachsen zu lassen und sie dann wieder zu Boden sinken zu lassen, indem er erst ein bisschen stottert, um dann flüssig weiter zu sprechen. Es entsteht ein Gefühl von Herrschaft über das Stottern, das auch aggressive Komponenten und spöttische oder boshafte Züge tragen darf *("hähä, jetzt zeig´ ich Dir mal, was ich von Dir halte. Glaubst wohl, Du kannst mich umgarnen, was? Nein, jetzt wird flüssig* *geredet und Du wirst einmal erfahren, was es heißt, ohne Nahrung auszukommen. Na, wie ist das? Ich lasse Dich jetzt austrocknen, denn ich stottere nicht und Du kannst selbst sehen, was Du am besten tust.")*

Der Dialog mit dem Stottern

Der Stotternde beginnt einen Dialog mit seinem Stottern. Das Stottern kann durch einen leeren Stuhl gegenüber dem Patienten symbolisiert werden. Auf diesen Stuhl kann der Patient nach seiner Äußerung hinüber wechseln, wenn dann das Stottern mit dem Reden dran ist. Manchmal bietet es sich auch an, dass der Therapeut die Rolle des Stotterns einnimmt, das mit dem Patienten spricht. Der Therapeut stottert dabei.

Th.: „Halloho, ich bin Dein Stottern. Wie geht's Dir heute?"

Pat: „Och, eigentlich ganz gut. Nur - wenn ich Dich so höre, tja, dann glaube ich, dass ich keine Lust habe, heute mit Dir zusammen zu sein."

Th.: „Was? Du magst mich heute nicht dahaben? Wie kannst Du mir denn das antun?"

Pat: „Hau ab! Ich brauch Dich jetzt nicht. Zieh Leine!"

Th.: „Das glaubst Du doch selbst nicht. Du willst mich fortschicken? Komm, lass´ mich dableiben. Wir passen doch so gut zusammen."

Pat: „Wir passen überhaupt nicht zusammen. Ich will, dass Du fortgehst, und zwar jetzt gleich!"

Th.: „Hör' mal, wir zwei, wir sind jetzt schon so lange zusammen. Sind schon so viele Jahre gemeinsam durchs Leben gezogen. Haben schon so viel gemeinsam erlebt..."

Pat: „Na, das fand ich nicht so toll, was wir zwei so zusammen erlebt haben."

Th.: „...da kannst Du mich doch nicht so einfach wegschicken. Was? Es war nicht toll mit uns? Und wie war das bitte mit Anne? Erzähl mir doch bloß nicht, dass Du die alleine kennen gelernt hättest, so ganz ohne mich. Wer hat sie denn auf Dich aufmerksam gemacht, Du oder ich?"

Pat: „Hör' mir auf mit Anne."

Th.: „Wenn ich nicht gewesen wäre, hättest Du Anne niemals kennen gelernt."

Pat: „Das wäre vielleicht auch besser so gewesen"

Th.: „Was? Na ja, das sagst Du jetzt, wo alles schon längst wieder vorbei ist. Damals hast Du es jedenfalls sehr genossen, wie sie sich um Dich gekümmert hat. Und all das wäre ohne meine Hilfe niemals etwas geworden."

Pat: „Ich hab gesagt, Du sollst abhauen. Ich brauch' Dich nicht mehr."

Th.: „Schau, wir zwei, wir sind doch schon sooo lange zusammen. Wir kennen uns richtig gut. Du hast so viel Zeit mit mir verbracht, soviel in mich investiert. So etwas gibt man doch nicht so einfach auf. Was soll denn aus unserer gemeinsamen Zukunft werden? Was soll denn aus mir werden?"

Pat: „Ist mir völlig egal, was aus Dir wird. Und falls Du es noch nicht gemerkt haben solltest: ich versuche nun schon seit zwei Jahren, mich von Dir zu trennen. Hast Du das wohl noch nicht mitbekommen?"

Th.: „Doch, aber Du bist bisher noch jedes Mal zu mir zurückgekehrt. Du schaffst es doch sowieso nicht, Dich von mir zu trennen. Oder willst Du etwa in Zukunft allein auf das Postamt gehen und Deine Briefmarken kaufen, was? Oder in den Käseladen gehen und Deinen Holländer Käse einkaufen?"

Pat: „Und nur wegen Dir hab ich mir nie einen Holländer gekauft, sondern immer nur Edamer. Du bleibst einfach das nächste Mal draußen und ich bekomme meinen Holländer. Endlich bekomme ich, was ich will, wenn Du endlich mal wegbleibst."

Th.: „Aber wenn Du dann wieder aus dem Laden kommst, nimmst Du mich wieder mit, ja?"

Pat: „Mensch, Du bist echt begriffsstutzig. Also gut, wir waren eine lange Zeit zusammen, ich kenne Dich gut und Du mich auch. Und lange Zeit warst Du das einzige, das wirklich immer für mich da war. Du warst mir vertraut wie ein Freund, wie ein Partner. Du hast mir geholfen, schwierige Situationen nicht erledigen zu müssen, und Du hast mir in vielen Situationen den Schweiß auf die Stirn getrieben, dass mir davon schlecht wurde. Du hinderst mich an meinem Leben. Ich werde mich von Dir trennen, soviel ist sicher. Wir können nicht mehr länger zusammenbleiben, jedenfalls nicht so eng zusammen. Ich weiß nicht, ob ich Dich jemals wirklich loswerde, denn Du hängst an mir wie eine Klette, aber eins lass Dir gesagt sein: ich werde mein Leben ohne Dich gestalten. Und wenn ich Dich mal hören will, dann reicht es ja wohl, wenn ICH derjenige bin, der ruft."

Über einen solchen Dialog hat der Stotternde die Gelegenheit, das eigene Stottern aus einem anderen Blickwinkel zu betrachten. Über den Standpunktwechsel kann eine ruhigere und entspanntere Beziehung zum eigenen Stottern hergestellt werden. Bestimmte Mechanismen und eingefahrene Verhaltensweisen können plastischer erfasst werden und Änderungsideen formuliert werden. Oft wird der Dialog dazu benutzt, sich einmal mit seinem Stottern auszutauschen, es anzuschreien, sich vielleicht sogar von ihm zu trennen, oder wenigstens die bisher enge Bindung zu lockern. Das Stottern wird als ein langjähriger Partner erfahren, von dem man sich nicht so einfach trennen kann und mit dem man ja durchaus auch vereinzelt positive Erlebnisse hatte.

Eine Kollegin berichtete mir von einem stotternden Jugendlichen, der sein Stottern sorgfältig in eine Schachtel verpackt hatte und dann auf einen See hinaus gerudert war, wo er diese Schachtel dann versenkte. Er kam dann stotterfrei aus dem Urlaub zurück. Ich kann mir vorstellen, dass es vereinzelt gelingen kann, sich mittels eines Rituals von dem Stottern zu verabschieden oder es zum Teufel zu jagen. Allerdings ist das Risiko recht groß, dass das Stottern am nächsten Tag dann doch wieder da ist. Die Durchführung eines solchen Rituals sollte vom Therapeuten sanft begleitet werden.

Dass das Stottern zumindest zeitweise eingesperrt oder ihm der Zutritt zum Therapieraum verwehrt werden kann, hat mir ein sechsjähriger stotternder Bub einmal eindrucksvoll vorgemacht. Auf die Frage, wo denn sein Stottern sei (ich dachte dabei eher an den Ort der Verspannungen im Körper) meinte er, es sei vielleicht im Schrank. Als ich den Schrank öffnete, um nachzusehen, rief er *„da läuft es – ach, jetzt ist es zum Fenster 'raus. Mach's zu, mach's zu!"* Wir haben dann ganz schnell das Fenster geschlossen und für den Rest der Stunde konnte Andreas flüssig weitersprechen, mühelos – eine halbe Stunde lang. Dabei war es erst die zweite Therapiestunde, die wir zusammen verbracht hatten.

Es ist bekannt, dass das Stottern mit dem Einhalten einer bestimmten Rolle verbunden ist. Es gibt Stotternde, die spielen auf der Bühne ein Theaterstück ohne jedes Stottern (weil in der Rolle des Dargestellten kein Stottern vorkommt). Auch das Zitieren eines anderen Menschen können viele Stotternde völlig flüssig. Wenn sich ein 16-jähriger Schüler bei mir über einen seiner Lehrer beschwert hat, tat er das immer flüssig, wenn er ihn zitierte (u.u.u..uund da.da.daaan sasasagt d.d..ddieeser T.trottel doooch z.z.zu mmmmiiiir – „Jens, wenn das noch einmal vorkommt, muss ich Dir einen Verweis geben" sssso aaaaain Iii..i.idiot!)

Das Imitieren einer anderen Person, das Spielen einer Rolle, mit einer Veränderung der Stimmfunktion oder der Artikulation, eventuell mit Hinzufügung eines Dialektes, ändert das Stottern in ziemlich vielen Fällen – es hat einfach keinen Platz in dieser Situation.

3. Angehörigenberatung

Von dem Stottern eines Erwachsenen ist meistens nicht nur er selbst betroffen, sondern üblicherweise die gesamte Familie. Schon mit Stotterbeginn machen sich viele Eltern Gedanken darüber, wie sie ihrem Kind am besten helfen können, aber auch, ob sie in irgendeiner Form eine Schuld an dem Entstehen der Kommunikationsstörung trifft.

Ich habe manchmal erwachsene Stotternde in meiner Sprechstunde, die stark auf die Vergangenheit fixiert zu sein scheinen. Dabei wäre es für sie wichtiger, an einer Veränderung für Gegenwart und Zukunft zu arbeiten, als den Blick ständig auf die Vergangenheit zu richten. Es ist sicher sinnvoll, die Geschichte des Stotternden nicht aus den Augen zu verlieren, aber ein ausschließliches Arbeiten in der Vergangenheit birgt die Gefahr, dass der Stotternde sich auf der Störung „ausruht" und alle in der Gegenwart auftretenden Schwierigkeiten seinen Eltern in die Schuhe schiebt. Viele erwachsene Stotternde können von Eltern berichten, die sie nicht richtig verstanden, bevormundet oder auf irgendeine Weise nicht richtig behandelt haben. Aber – denken nicht die meisten Kinder zumindest zeitweise so über ihre Eltern? An dieser Stelle soll die mögliche Beteiligung der Eltern an der Entstehung eines Stotterns nicht bagatellisiert werden, es ist allerdings wichtig, nicht einzig das Vergangene für alle Schicksalsschläge des Lebens verantwortlich zu machen.

Für die Angehörigen erwachsener Stotternder ist es zum Teil sehr interessant zu erfahren, was in der Behandlung stattfindet, welche Übungen durchgeführt werden und wie sie sich selbst als Familienmitglieder zuhause verhalten können, um dem Stotternden eine leichtere Form des Sprechens zu ermöglichen. Wichtig ist, dass der Stotternde in seinen Angehörigen nicht neue Therapeuten entdeckt, sondern dass er ihnen sagt, wo er ihre Unterstützung benötigt. So wird die Beratung der Eltern oder Partner relativ wenige Inhalte der eigentlichen Sprachtherapie enthalten, sondern mehr darauf abzielen, dass die Angehörigen erfahren, dass der Patient mit seinem neuen Sprechen meist auch eine neue Rolle einzunehmen beginnt. Nicht eben selten jedoch berichten Stotternde davon, dass sie ihre Eltern möglichst nicht in die Therapie einbeziehen möchten. Dann liegt es natürlich an ihnen selbst, den Eltern Veränderungen im

Stotterverhalten oder die Erweiterung des Handlungsspielraumes zu vermitteln.

Hat sich ein erwachsener Stotternder in eine stationäre Behandlung begeben oder wohnt er – zum Beispiel durch ein Studium bedingt – recht weit von seinen Eltern entfernt, so dass er sie über längere Zeiträume nicht sieht, sollte sich der Patient darüber im klaren sein, dass die Angehörigen seine Entwicklungen nicht präzise genug mitverfolgen können. Zu erwarten ist in solchen Fällen, dass der Stotternde bei seinen Angehörigen, aber auch bei Freunden und Bekannten, jetzt durch sein Weniger-Stottern auffällt. Lange Jahre war er der Stotternde und alle hatten sich daran gewöhnt. Wenn er jetzt sein verändertes Sprechen erklingen lässt, können die Gesprächspartner stutzig werden – vorausgesetzt, es gelingt ihm ein symptomreduziertes Sprechen. Genauso kann es sein, dass die Arbeitskollegen des Patienten nach dessen „Sprachkur" hören wollen, wie es denn jetzt ist mit dem Stotter. Möglicherweise haben sie drei Wochen lang dessen Arbeit mit übernehmen müssen und wollen nun wenigstens, dass sich die Mehrarbeit gelohnt hat, indem der Betroffene nun auch wirklich besser, also: flüssiger spricht. Zunächst kann der Stotternde versuchen, den Arbeitskollegen, Mitschülern oder Freunden und Verwandten zu erläutern, dass eine Loslösung von seinem Stottern nur mit großer Konzentration oder mit Mühen verbunden ist und dass der Erwartungsdruck der Umwelt erheblich auf ihm lastet. Falls es dem Patienten nicht gelingt, seinen Mitmenschen diese für ihn neue und durchaus nicht leichte Situation zu erklären, könnte der Therapeut aktiv werden und mit den Mitmenschen ein Gespräch führen, in dem es um Erwartungsdruck und Versagensängste gehen kann, oder auch darum, dass das Stottern noch nicht weniger deutlich hörbar ist, der Betroffene sich aber besser fühlt (falls dies der Fall ist).

Die Übernahme von neuen Rollen in alter Umgebung macht nicht nur Stotternden Schwierigkeiten. Tatsächlich zeigen Menschen mit eigenem Wirkungskreis noch über Jahre vor allem bei ihren Eltern Verhaltensweisen, die sie in ihrem aktuellen Umfeld längst abgelegt haben. Manchem Menschen, der zuhause stets lustig und gutgelaunt gewirkt hat und diese Rolle in seiner Kindheit und Jugend weiter aufgebaut hat, und der eines Tages von zuhause fortgezogen ist, bereitet es große Probleme, eine für ihn passendere Rolle, nämlich zum Beispiel die des nachdenklichen, ernsten Menschen, die er inzwischen angenommen hat, auch in seinem Elternhaus zu zeigen und aufrecht zu erhalten.

Manche erwachsenen Stotternden setzen gerne ihre Eltern oder ihren Partner als Co-Therapeuten ein. Sie erklären ihnen, auf das Stottern zum Beispiel sanft korrigierend, tolerant darüber hinweghörend oder auch deutlich mahnend zu reagieren – je nach Leistungsbereitschaft, Kontakt zwischen den Betroffenen und Situation. Es ist auch für den Stotternden wichtig, seine Angehörigen selbst in seine neuen Ziele einzuweihen und über neue erstrebenswerte Verhaltensweisen zu informieren. Wenn das nicht versucht wird, kann es leider sehr leicht vorkommen, dass die Angehörigen und alten Freunde gar nicht erkennen, dass sich der Stotternde um eine neue Rolle bemüht. Der Stotternde kann versuchen, mit seinen Freunden und Verwandten, die ihm nahe stehen, eine Abmachung zu treffen, dass diese sich in irgendeiner Form verhalten mögen, wenn er stottert oder wenn er flüssig spricht. Diese Abmachungen sollen jederzeit wieder kündbar sein.

4. Selbsthilfe

Eine Mitarbeit in einer Stottererselbsthilfegruppe kann für den Stotternden wertvolle Denkanstöße liefern. Er kann sich mit anderen Stotternden über seine und deren Sprechweise, aber auch über Therapierichtungen und andere Therapieformen unterhalten. Vor allem kommt er heraus aus seinem Elfenbeinturm und sieht, dass es auch andere gibt, die ähnliche Probleme haben, was ihn in seiner Arbeit mit sich selbst zuversichtlicher machen kann. Eine Selbsthilfegruppe ist natürlich ein guter Ort, wo man sich über laufende oder abgeschlossene Therapien austauschen kann. Gelegentlich berichten Patienten von einer Stimmung in der Gruppe, die sie als fatalistisch betrachten und die sie eher zurückwirft, als weiterbringt, da sie so negativ auf sie wirkt. Grundsätzlich halte ich jedoch die Mitarbeit in einer Stottererselbsthilfegruppe für eine gute Gelegenheit, mit sich und anderen weiterzukommen. In den mir bekannten regionalen Selbsthilfegruppen werden regelmäßige Treffen organisiert und ein Programm für einen längeren Zeitraum geplant. Die Stotterer-Selbsthilfe-Bewegung hat mittlerweile eine große Anzahl von regionalen Gruppen hervorgebracht. Im Internet findet man die Bundesvereinigung Stotterer-Selbsthilfe und die angemeldeten regionalen Gruppen leicht. Wer sich für einen Online-Austausch mit anderen Stotternden interessiert, kann interessante Foren zum Stottern entdecken. Hier wird, allerdings nicht immer unter Einhaltung der „Netiquette", über Stottern und bestehende Therapiemöglichkeiten diskutiert.

Vielleicht verfügt die eine oder andere Selbsthilfegruppe über ein eigenes Videogerät, das bei den gemeinsamen Sitzungen gelegentlich genutzt wird. Ich habe bei einem Besuch in einer regionalen Gruppe miterlebt, dass das Videogerät nicht gerade behutsam eingesetzt wurde. Da wurden neben den erfahrenen Gruppenmitgliedern auch neu hinzugekommene beim Sprechen aufgenommen und ihnen diese Aufnahmen ohne Zensur oder Selektion vorgespielt. Für einen noch nicht „videoerfahrenen" Stotternden war diese Situation ziemlich beschämend. Die Vorsicht und Zurückhaltung im Umgang mit dem Video, die ich bereits beschrieben habe, gilt nicht nur für die Therapeuten sondern auch für die Mitarbeiter einer Selbsthilfegruppe.

Von einer anderen regionalen Selbsthilfegruppe wurde mir berichtet, dass der „Leiter" der Gruppe eine eigene Therapiemethode entwickelt habe, die er bei den Gruppentreffen den Teilnehmenden „sehr ans Herz" lege. Auch die Teilnahme an Wochenendkursen zum Erlernen dieser Methode wurde den Teilnehmern der Gruppe deutlich empfohlen. Eine Selbsthilfegruppe sollte allerdings frei von bestimmten Therapierichtungen sein und vor allem sollte dort keine Therapie seitens der Funktionäre angeboten werden.

Eine andere Art von Selbsthilfegruppe ist der Freundeskreis. Sofern er existiert, besteht hier die Möglichkeit, Hilfe und Unterstützung, aber auch ein offenes Ohr zu finden. Immer wieder erlebe ich Stotternde mit einem sehr starken Mitteilungsbedürfnis. Ein ehemaliger Patient, der nach der Behandlung eine richtige Quasselstrippe geworden ist, meint, er habe zwanzig Jahre geschwiegen und nun sehr viel nachzuholen. Dieser Mann stürzt sich voller Begeisterung ins Leben und nimmt jede Gelegenheit wahr, in Kommunikation zu treten. Eine andere ehemalige Patientin, die immer dann flüssig sprechen kann, wenn sie das will, es aber längst nicht immer will, ruft mich etwa ein- bis zweimal im Jahr an und diese Gespräche dauern in aller Regel nicht unter 60 Minuten. Dieses starke Mitteilungsbedürfnis habe ich nicht nur bei vielen ehemaligen Patienten erlebt, sondern auch bei noch in Therapie befindlichen. Hier stellt der Therapeut manchmal die einzige Möglichkeit für den Patienten dar, überhaupt mit jemandem ins Gespräch zu kommen, da leider oft Freunde völlig fehlen. Ist das der Fall, könnte der Patient mit dem Therapeuten Ideen entwickeln, welche Möglichkeiten es geben könnte, mit Leuten ins Gespräch zu kommen. Auch das Thema Freizeitgestaltung innerhalb einer Gruppe hat hier seinen Platz. Vorschläge und Ideen des Patienten können besprochen werden, und der Therapeut kann von den Aktivitäten seiner anderen Patienten sprechen. So kann der einsame Mensch vielleicht einmal den Mut aufbringen und sich zu einem Ausflug eines Fahrradclubs anmelden oder einen Tanzkurs beginnen, um endlich einmal unter Leute zu kommen. Und vielleicht kann er dabei auch vorsichtig einen Freundeskreis aufbauen und die ersten Schritte eines Weges gehen, den er ohne seinen Therapeuten beschreiten muss.

5. Am Ball bleiben und Verantwortung übernehmen

Hat der Stotternde eine für ihn gewinnbringende Behandlung eine zeitlang erfahren, stellt sich zwangsläufig irgendwann die Frage, wie lange oder bis wohin der gemeinsame Weg von Patient und Therapeut denn noch führt. Nun ist der Zeitpunkt gekommen, an dem sich Patient und Therapeut langsam voneinander lösen müssen. Für den Patienten wird es in dieser Zeit besonders wichtig sein, sein eigener Therapeut zu werden und seinem Stottern gegenüber Verantwortung zu übernehmen. Das Lösen vom Therapeuten kann über einen längeren Zeitraum geschehen, indem die Intervalle zwischen den einzelnen Sitzungen immer länger werden und mehr eine beratende Funktion einnehmen. Zu diesem Zweck könnte man eine Telefonsprechstunde einrichten, die der Patient anfangs regelmäßig, später in immer größer werdenden Abständen, nutzen kann.

Vor allem nach zeitlich begrenzten Intensivbehandlungen ist die Gefahr hoch, dass der Patient sich wenige Tage nach Beendigung der Maßnahme ganz plötzlich völlig alleine gelassen fühlt und es passieren nicht selten Bauchlandungen, mit denen die Patienten nicht gerechnet hatten. In ihrer Euphorie, die nach einer Intensivbehandlung auftreten kann, glauben manche Stotternde, nun gehe alles von ganz alleine weiter und das fließendere Kommunizieren sei eine Selbstverständlichkeit. Was dann folgt, kann sehr ernüchternd und ziemlich deprimierend sein. Gerade im Anschluss an Intensivmaßnahmen ist also möglichst eine zunächst noch regelmäßig stattfindende ambulante Weiterbetreuung sinnvoll. Leider lässt sich diese Weiterbehandlung nicht immer gewährleisten, da Patienten, die für eine (stationäre) Intensivbehandlung in Frage kommen, nicht selten aus Gegenden stammen, die einerseits nur sehr begrenzte Möglichkeiten des Therapieangebotes bieten und andererseits so weit entfernt vom Ort der Intensivmaßnahme entfernt liegen, dass eine ein- bis zweimal wöchentlich stattfindende ambulante Weiterbetreuung nicht so ohne weiteres möglich ist.

Für den Stotternden heißt es, egal, ob ambulante oder stationäre Behandlung hinter ihm liegen, dass er am Ball bleiben sollte, dass er hellwach auf sich und seine eventuell auftretenden Probleme reagieren muss und weiter an sich arbeiten sollte. Es beginnt nun eine sehr kritische Phase, in die der Patient eintritt. Es ist wie in einer Sport-Liga: nur wer viele Spiele gewinnt, bleibt ganz oben. Leider kommt es nicht selten vor, dass Stotternde in einem Zeitraum kontinuierlich nachlassenden Engagements gar nicht merken, wie sie ganz langsam, kaum spürbar, wieder beginnen, alte Pfade zu beschreiten und plötzlich in ihre alten Spuren eingerückt sind, wie eine Straßenbahn, die nur dem Weg der Gleise folgen kann – ohne Weichen und Abbiegemöglichkeiten. Aber seien wir einmal ehrlich: es geht uns allen doch oft genug genauso: da schmerzt einem eines Tages der Rücken zum Nicht-Mehr-Aushalten (oder man hat sogar einen Hexenschuss) weil man den ganzen Tag mit einem runden Rücken dasitzt und seine Rückenmuskulatur nicht trainiert. Dann lernt man bei der Krankengymnastik, wie man die Rückenmuskulatur trainiert, sich gerade hält und wie man gerade und schmerzfrei sitzen kann. Aber sobald die Schmerzen aufgehört haben, sackt man wieder langsam, ganz langsam in sich zusammen und schreckt erst dann auf, wenn einem der Rücken schon wieder zum Nicht-Mehr-Aushalten schmerzt...

Es ist nicht leicht, alte, eingefahrene Verhaltensweisen dauerhaft zu ändern, aber eine fein dosierte Nachsorge kann den steten Abstieg in der „Stottertabelle" verhindern helfen, damit der Stotternde nicht eines Tages sagen muss: ich bin wieder da, wo ich angefangen habe, ich lebe wieder in meiner alten Rolle.

Zum Thema Rückfall gibt es das Buch von W. Wendlandt *Stottern ins Rollen bringen.* Ich halte die Lektüre dieses Buches für alle Stotternden, die schon über Therapieerfahrung verfügen und für deren Therapeuten für sehr empfehlenswert. Der Autor berichtet über die sehr wahrscheinliche Möglichkeit des Rückfalls und den Umgang damit. Diesem Thema wird oft zu wenig Beachtung geschenkt, obwohl es eigentlich jedem Therapeuten und jedem Patienten schon begegnet sein muss. Rückfälle und Rückschläge sind sogar viel häufiger als Erfolge bei der Behandlung des Stotterns, nur hatten bisher noch wenige Autoren darüber geschrieben. In dem Bedürfnis, über die Art und die Erfolge der eigenen Arbeit zu referieren, wurde der Bereich Rückfall glatt übersehen.

Rückschläge oder Rückfälle in alte Stottermuster konnte ich bislang bei vielen meiner Patienten beobachten. Häufig war dies der Fall bei Patienten, die aufgrund der schlechten Versorgungslage am Heimatort für einige Wochen in unserer Einrichtung stationär aufgenommen und behandelt wurden. Da solche zeitlich begrenzten Intensivtherapien kaum innerhalb der relativ kurzen Zeitspanne eine völlige Loslösung vom Stottern bewirken können, waren diese Patienten darauf angewiesen, wieder zuhause in vertrauter Umgebung an sich intensiv weiterzuarbeiten, bevor eine erneute stationäre Weiterbetreuung aufgenommen werden konnte. Bei vielen dieser Patienten konnte ich bei der Wiedervorstellung einen Rückschritt in alte Verhaltensmuster des Stotterns erkennen, allerdings waren alle Patienten relativ schnell wieder in der Lage, die in der Erstbehandlung gelernten Inhalte der Therapie abzurufen. Es war also doch einiges „hängen geblieben". So konnte bei den meisten Patienten nach kurzer Zeit wieder da weitergemacht werden, wo zuletzt aufgehört wurde, und es musste nicht etwa wieder von vorne begonnen werden. Die eben beschriebenen Rückfälle beziehen sich allein auf die Flüssigkeit des Sprechens. Einen Rückfall in alte Denkschablonen und Einstellungen dem Stottern und den Mitmenschen gegenüber konnte ich dagegen eher selten beobachten.

Dem Zurückgleiten in alte Verhaltensmuster soll eine gut organisierte Nachsorge entgegenwirken. Erfolgten die Therapiesitzungen zu Beginn der Behandlung mehrmals pro Woche und wurden dann über eine längere Zeit einmal pro Woche durchgeführt, sollen nun die zeitlichen Abstände zwischen den einzelnen Sitzungen verlängert werden. Zunächst alle zwei Wochen, dann nur noch einmal im Monat und schließlich noch seltener. Ich führe zur Zeit mit einigen Patienten eine Therapiestunde alle vier bis sechs Wochen durch und mir erscheint dieses Intervall gerade noch recht: schon nicht mehr so richtig „in Therapie" aber eben auch nicht so ganz auf sich allein gestellt. Die meisten Patienten geben an, diese Stunden seien ihnen sehr wichtig. So haben sie immer noch einen Grund, am Ball zu bleiben, wenn die eigene Motivation einmal nicht mehr so hoch ist, an sich selbst aktiv weiterzuarbeiten. Ein Patient hat sich jahrelang immer im Januar per Telefon gemeldet und ausführlich berichtet, wie es ihm gerade ging.

Bereits einige Zeit, bevor die Behandlung beendet wird, könnte der Therapeut seinen Patienten auf diese „Trennung" vorbereiten, indem er es ihm zunächst einmal sagt und er den Patienten außerdem in zunehmendem Maße Therapiestunden selbst vorbereiten und gestalten lässt. Auf diese Weise soll der Patient dazu befähigt werden, noch stärker eigenverantwortlich mit seinem Stottern umzugehen und für sich selbst leichter Behandlungsziele zu finden.

Wenn bislang noch nicht geschehen, ist es spätestens jetzt an der Zeit, ein Therapieheft anzulegen, in dem alle Übungen, die dem Patienten gut getan oder ihm sonst irgendwie geholfen haben, notiert werden. Zu schnell vergisst man, was man in der Behandlung alles unternommen hat. Ein selbst verfasstes Therapiebüchlein kann auf der Suche nach einer passenden Übung eine wertvolle Hilfe sein. Man kann sich natürlich auch zusätzlich das hier vorliegende Buch anschaffen, in dem doch wenigstens ein bisschen von dem drin steht, was in der Therapie gemacht wurde ☺.

Der Therapeut sollte den Patienten im Laufe der Behandlung zu der Übernahme von Eigenverantwortung beim Abbau des Stotterns anleiten. Vor Beginn einer Therapie kann niemand von einem Stotternden erwarten, dass er bereits auf diesem Weg ist – der Therapeut sollte mit ihm daran arbeiten. Das Ziel dabei ist nicht, dass der Stotternde immer flüssig spricht, was ohnehin nur von wenigen erreicht wird. Ein realistisches Ziel könnte aber sein, dass der Patient dann flüssig oder zumindest symptomarm spricht, wenn es ihm wichtig ist. Gleichzeitig wird so mancher Patient erkennen, dass es ihm, wenn er wieder sehr viel gestottert hat, eben nicht so wichtig gewesen sein dürfte, auf flüssiges Sprechen zu achten. Vielleicht war er emotional zu engagiert bei der Sache, um an seine Sprechhilfen zu denken oder er hat sich mehr auf das, *was* er sagen möchte, konzentriert, und nicht auf das, *wie* er es sagen will. Oder die Konzentration lag darin, sich auf den Gesprächspartner einzustellen und ihn als Menschen besonders gut zu erfassen. Wie dem auch sei – mit Erreichen eines bestimmten Leistungsstandes kommen unsere Patienten nicht umhin, sich für ihr Kommunizieren eigenverantwortlich zu erklären. Immer wieder kommt es auch in einer relativ späten Phase der Therapie vor, dass ein Patient meint: „*Manchmal geht's und manchmal geht's nicht*". Wie ich bereits im Kapitel über die Sprechhilfen beschrieben habe, bevorzuge ich den Hinweis „*Manchmal kann ich mein flüssiges Sprechen schon recht gut einsetzen, aber es gelingt mir nicht immer*". Es ist ein großer Unterschied, ob ein Stotternder sein Stottern als etwas völlig

Fremdartiges betrachtet oder ob er das Stottern als Teil seiner selbst betrachten gelernt hat und das ist es, was in der Formulierungsvariante beinhaltet ist.

Als Hilfestellung kann der Therapeut bei dem Erreichen einzelner Übungen auf die Einschätzung des Patienten „*Es hat geklappt*" dann auch konsequent mit „*Stimmt – Sie haben's gut gemacht*" reagieren. Das ist dann so etwas wie ein korrektives Feedback für Erwachsene.

6. Selbsttraining

Bereits von Beginn der Therapie an ist es sinnvoll, dass der Stotternde eigenständig Übungen durchführt, um eine Übertragung des Gelernten in den Alltag zu erleichtern und bestimmte Therapieinhalte oder Erweiterungen der Wahrnehmung zu integrieren. Für den Therapeuten ist es mitunter wichtig, dem Stotternden die Sinnhaftigkeit und Notwendigkeit häuslicher Übungen zu erläutern. Den Begriff *„Hausaufgaben"* verwende ich nicht – er würde viele meiner Patienten zu sehr an die Schule erinnern und damit an ziemlich ungeliebte Tätigkeiten, die meist unter Druck von außen erledigt werden mussten. Es kommt auch ziemlich selten vor, dass ich Hausaufgaben „gebe", und wenn, dann nur bei bestimmten Beobachtungsaufgaben oder bei Übungen zur Wahrnehmung, weil der Patient von sich aus nicht darauf gekommen ist, was er da durchführen kann. Üblicherweise besprechen wir gemeinsam, welche Übungen in welchem Ausmaß gemacht werden können.

Th.: *„Haben Sie eine Idee, welche Übung Sie bis nächste Woche selbstständig machen könnten?"*
Pat.: *„ Na ja, ich müsste mal den Lesetext jemandem mit Vokaldehnen vorlesen"*
Th.: *„Gut – wem könnten Sie den Text vorlesen?"*
Pat.: *Ja, das isses ja. Ich weiß keinen.*
Th.: *„Da gibt es niemanden, dem Sie den Text vorlesen könnten."*
Pat.: *„ Na ja... Meinem Vater vielleicht. Oder meiner Mutter."*
Th.: *„Wie würden Sie das machen?"*
Pat.: *„Ich müsste einen von beiden alleine erwischen. Meinen Vater vielleicht. Wenn er alleine ist, also ohne meine Mutter. Die müsste da nicht auch dabei sein."*
Th.: *„Können Sie Ihren Vater mal alleine erwischen?"*
Pat.: *„Ja... Moment mal, das könnte immer so um halb sieben sein, wenn meine Mutter das Abendessen richtet."*
Th.: *„ Also abends um halb sieben lesen Sie Ihrem Vater einen Lesetext mit der Sprechhilfe vor."*
Pat.: *„Oder ich frag meinen Bruder. Aber den sehe ich immer nur am Wochenende. Dem könnte ich am Wochenende vorlesen."*
Th.: *„Was werden Sie also machen?"*
Pat.: *„Na ja, in der Woche lese ich jeden Abend meinem Vater vor und am Wochenende meinem Bruder."*

Th.: *"Wie lange werden Sie lesen?"*
Pat.: *"Was meinen <u>Sie</u> denn? Reicht eine halbe Stunde?"*
Th.: *"Eine halbe Stunde ist ziemlich lang. Stellen Sie sich vor, Sie lesen jeden Abend Ihrem Vater eine halbe Stunde einen Lesetext vor und benutzen dabei Ihre Sprechhilfe."*
Pat.: *"Stimmt, eine halbe Stunde ist zu lang. Da langweilt der sich ja. Okay, sagen wir fünf Minuten"(grinst)*
Th.: *"Fünf Minuten."*
Pat.: *"Jaja, das ist zu wenig. Weiß ich auch. Aber 10 bis 15 Minuten, das müsste gehen."*
Th.: *"Sie lesen also jeden Abend 10 bis 15 Minuten Ihrem Vater etwas vor und am Wochenende Ihrem Bruder. Was sollen die Zuhörer dabei machen?"*
Pat.: *"Einfach zuhören. Einfach nur zuhören. Oder?"*
Th.: *"Oder?"*
Pat.: *"Oder erst mal nur zuhören, und wenn ich es dann besser kann, dann können die mich auch korrigieren, wenn ich zu schnell geworden bin oder wenn ich wieder stottere."*
Th.: *"Gut, das ist gut. Wir werden sehen, ob Sie das einhalten können. Ob es Ihnen oder Ihrem Vater oder Ihrem Bruder zu viel wird. Oder ob es Ihnen zu wenig wird."*
Pat.: *"Einmal am Tag 10 Minuten üben. Kann das zu wenig werden?"*
Th.: *"Kann das zu wenig sein?"*
Pat.: *"Ja...ich will noch was anderes machen. Aber das ohne meine Familie. Ohne, dass einer zuhört."*
Th.: *"Was könnte das sein?"*
Pat.: *"Ich könnte jeden Morgen zehn Minuten Autogenes Training machen. Aber da kann ich diese Formeln nicht auswendig. Und wenn ich dann immer auf das Blatt schaue, kann ich mich nicht auf die Übung konzentrieren."*
Th.: *"Was würde das vereinfachen?"*
Pat.: *"Wenn Sie mir die Formeln auf Band sprechen könnten, dann könnte ich das morgens immer anhören."*
Th.: *"Das könnte ich machen – haben Sie schon mal überlegt, sich die Übungen selbst auf Band zu sprechen?"*
Pat.: *"Das könnte auch gehen, aber meine Stimme klingt so blöde. Das habe ich schon ausprobiert. Wir könnten mal ein Band mitlaufen lassen, wenn Sie die Übung hier im Therapieraum anleiten."*

Th.: „*Das könnten wir machen. Wie oft werden Sie das Autogene Training durchführen?*"
Pat.: „*Na, jeden Morgen, obwohl...da muss ich dann früher aufstehen, sonst klappt das nicht.*"
Th.: „*Da müssen Sie morgens jetzt immer ein bisschen früher aufstehen. Werden Sie das machen?*"
Pat.: „*Ja, das mache ich – ich stell´ mir jetzt jeden Morgen den Wecker auf eine Viertel Stunde früher. Und dann mache ich eine Übung aus dem Autogenen Training. Nur nicht am Wochenende. Da mache ich kein Autogenes Training.*"
Th.: „*Da wollen Sie das nicht machen.*"
Pat.: „*Nein, aber da mache ich dann was anderes.*"
Th.: „*Das wäre?*"
Pat.: „*Am Wochenende versuche ich mal, den Leuten in die Augen zu schauen, wenn ich mit ihnen rede. Blickkontakt. Haben Sie doch gesagt, wäre auch wichtig.*"
Th.: „*Mit wem? Wie oft?*"
Pat.: „*Also, am Wochenende schaue ich mal über den Tag jemandem ganz bewusst ins Gesicht. Meiner Mutter, meinem Vater oder meinem Bruder.*"
Th.: (schaut Patienten fragend an)
Pat.: „*Ja, ja...oookay, ich versuch mal, am Wochenende fremden Leuten in die Augen zu schauen. Wenn ich einkaufen gehe, wenn ich mit meinen Kumpels fortgehe und so, schaun wir mal.*"
Th.: „*Schaun wir mal, heißt in Franken: das wird nix. Jedenfalls nicht diese Woche, nächste Woche vielleicht. Fragen Sie mal einen Elektriker in Franken, ob er diese Woche noch zu Ihnen kommt, um die Leitung zu richten. Wenn der Ihnen sagt: ‚Schaun wir mal', dann wird das in dieser Woche höchstwahrscheinlich nichts mehr, oder?*"
Pat.: „*Da haben Sie höchstwahrscheinlich Recht.*"
Th.: „*Also, was werden Sie tun? Ohne schaumermal?*"
Pat.: „*Ich werde am Wochenende dreimal jemand Fremden in die Augen sehen beim Reden.*"
Th.: „*Nun haben Sie sich ein interessantes Programm zusammen gestellt: Jeden Morgen, außer am Wochenende, eine Übung aus dem Autogenen Training, jeden Abend eine Leseeinheit mit dem Vater oder dem Bruder und am Wochenende dreimal*

täglich bewusst Blickkontakt herstellen. Werden Sie das schaffen?"
Pat.: „Klingt reichlich, was? Obwohl...das müsste schon zu schaffen sein"
Th.: „Jetzt ist schaumermal dran: Wir werden sehen, ob Sie dieses Programm bewältigen können. Wenn das zu viel sein sollte, werden wir es eben ändern müssen. Vielleicht fühlen Sie sich ja auch unterfordert. Vielleicht wollen Sie schon bald andere Sachen machen oder mehr üben. Haben Sie eigentlich einen Namen für diese Übungen?"
Pat.: „Hausaufgaben – ääh, das klingt übel!
Training...Sprechtraining, das klingt besser."
Th.: „Ist ja auch nicht nur Sprechtraining. Das sind nicht nur Übungen zum Sprechen. Wie finden Sie **Selbsttraining**?"
Pat.: „Gut, okay, klingt okay – nennen wir es Selbsttraining."

Wichtig ist mir, dass der Patient die Art und den Umfang der Eigenarbeit selbst festlegt. Hat der Therapeut die Anzahl der Übungen festgelegt, kann der Patient bei Nichterreichen rückmelden: „das war zu viel, was Sie mir da aufgegeben haben." Hat der Patient dagegen seine Übungen selbst geplant, hat er sich eventuell selbst zu viel vorgenommen, was in seiner Eigenverantwortung liegt. Bei völlig abweichender Meinung des Therapeuten bezüglich Inhalt und Umfang der geplanten Übungen kann dieser sanft korrigierend eingreifen, ohne etwas anzuordnen.

Therapieverhalten

Berater in Lebensfragen

Gelegentlich hören meine Studenten und ich von Seiten der Patienten den Wunsch, eine eigene Meinung zu Äußerlichkeiten abzugeben. So werden wir gefragt, wie wir diese oder jene Sache finden – eine Frisur, die Kleidung, einen Bart, die Brille. Dann müssen wir Farbe bekennen und sagen, wie wir die Brille finden, ob sie etwas brav ist und welche wir uns etwas aufregender vorstellen können. So sind wir schon mit den Patienten zum Friseur gegangen, haben mit ihnen Hosen eingekauft, Brillenmodelle ausgesucht, um Beratung für Zahnersatz gebeten und einen anderen Bart empfohlen. Wir sind mit Patienten abends in Diskotheken gewesen und haben während der Übung „Gegen den Lärm sprechen" auch versucht, Kontakte zu schließen und sind mit ihnen in die Uni gegangen, um Vorlesungsübersichten von den Kommilitonen zu erfragen.

Manche Männer wünschten von mir Eindrücke über sich als Mann, aber auch von meinen Studentinnen über sich aus der Sicht einer Frau. Gelegentlich bringen wir solche Ansichten auch ungefragt zum Ausdruck, denn es kommt immer wieder vor, dass ein Patient sonderbare Vorstellungen vom Leben und vor allem vom anderen Geschlecht hat. Nicht unwidersprochen konnte zum Beispiel eine Studierende die Ansicht eines Patienten lassen, Frauen würden generell nur Männer als Partner wünschen, die groß und stark seien, am besten noch in einer Kampfschule gestählt.

Selbst-Erfahrung des Therapeuten

Es zeigt sich immer wieder, dass es von großem Nutzen ist, wenn der Therapeut gut, das heißt richtig und überzeugend, stottern kann. Und wenn er die Angst und Scham im Laden kennt, die seinen Patienten immer wieder befällt, wenn dieser in der Reihe steht und er bereits Minuten, bevor er drankommt, einen Schweißausbruch erlebt. Angst vor Kommunikation zu kennen, Angst vor Niederlagen erlebt zu haben, Stottern können, aber auch Mut beim Stottern zeigen können als Vorbild – das braucht der Therapeut, wenn er sich seinem Patienten überzeugend als Therapiepartner zur Seite stellen möchte. Der Therapeut sollte aber auch genügend erfahren sein, sofort echtes von unechtem, also „gemachtem" Stottern des Patienten unterscheiden zu können, damit er rückmelden kann, wie es dem Patienten gelungen ist, absichtliches Stottern zu erzeugen, wenn das gerade das Ziel war. Aus diesem Grund halte ich es für sinnvoll, wenn alle Auszubildenden der Sprachheilberufe bereits während ihrer Studienzeit damit beginnen, unter Anleitung eines Ausbilders solche Erfahrungen zu sammeln und diese später während der Ausübung ihres Berufes möglichst regelmäßig erweitern.

Der Ehrgeiz des Therapeuten

Dieses Thema beschäftigt wahrscheinlich jeden Therapeuten immer wieder: da kann ein Patient nicht so richtig mitkommen, wie der Therapeut sich das wünscht oder der Patient kann viel mehr als er bereit ist, einzusetzen und der Therapeut fragt sich: *warum tut er dies, warum tut er nicht das? Warum kommt er nicht schneller voran?* Der Therapeut ist Opfer seines eigenen Ehrgeizes geworden. Er hatte sich schon gefreut, dass der Patient sein Stottern in der Hand hatte und es im Griff zu haben schien, es als persönlichen Erfolg betrachtet und den Erfolg auf seinem Konto bereits gutgebucht. Da plötzlich zeigt sich ein Rückfall – der Patient stottert wieder mehr als in den letzten Therapiestunden! Von seinem Therapeuten wurde er in einer atemberaubenden Geschwindigkeit durch die Behandlung gehetzt, hat viele, viele Erfolge eingesammelt, ist selbstbewusst aufgetreten, hat gestottert, nur so zum Spaß, um es dann gleich wieder bleiben zu lassen, kann immer dann völlig flüssig sprechen, wenn er will – aber im Alltag, in Kommunikationssituationen, die völlig normale Anforderungen an ihn bereithalten oder in Situationen mit besonders niedrigem Anforderungsniveau, taucht das Stottern immer wieder auf wie ein Block aus heiterem Himmel.

Der Ehrgeiz des Therapeuten – ein schwieriges Thema. Im Grunde geht nichts ohne diesen Ehrgeiz, das Engagement, die Motivation, also kommt es wohl auf die Dosis an. Zu wenig ist jedenfalls sicher nicht gut, zu viel davon versetzt unseren Patienten in Angst und Schrecken – es macht Stress! Es ergibt sich in der laufenden Behandlung gelegentlich, mit dem Patienten über dessen und über den eigenen Ehrgeiz zu sprechen. Vielleicht machen sich wenige Patienten Gedanken darüber, wie energiereich ihr Therapeut mit ihnen vorgeht, und deshalb sollte es ab und zu vom Therapeuten zum Thema gemacht werden: *wie empfinden Sie meine eigene Energie auf diesem gemeinsamen Weg?* Hier könnte sich der Patient überlegen, ob seiner Meinung nach der Therapeut zu forsch oder zu verbissen vorgeht. Schließlich macht sich der Therapeut diese Gedanken über seinen Patienten auch und teilt ihm diese Gedanken auch mit. Es ist sicher keine hilfreiche Einstellung, wenn der Therapeut wünscht, seinen Patienten innerhalb eines umschriebenen Zeitraumes vom Stottern heilen zu können.

Von großer Bedeutung für den Stotternden ist das Vorbild des Therapeuten. Ist der Therapeut nicht in der Lage, mit seinem Patienten gemeinsam eine bestimmte Sprechweise über längere Zeit aufrecht zu erhalten, wirkt sich das eher negativ auf die Bereitschaft des Patienten aus, seinerseits konsequent an einer Sprechhilfe zu arbeiten. Vor allem das Sprechtempo der Therapeuten gilt es zu beachten. Da soll der Stotternde mit einer ruhigen, pausenbetonten Sprechweise reden, während der Therapeut sein pausenloses, wasserfallartiges Sprechen beibehalten darf. Wenn der Therapeut nicht in der Lage ist, ein konsequentes Sprechervorbild zu zeigen, kann er dies schlecht von seinem Patienten erwarten. Und das könnte für den Patienten ein ausgesprochen motivationshinderliches Verhalten des Therapeuten sein!

„Schaumermal" – Von der Hand in den Mund

Viele angehende, aber auch bereits fertig ausgebildete Therapeuten wünschen sich für das Vorgehen mit ihren Patienten ein strukturiertes Konzept, auf das sie jederzeit zurückgreifen können. Hiermit ist nicht die Suche nach einer Schubladentherapie gemeint, sondern der verständliche Wunsch, mindestens für die nächsten paar Stunden über Ablauf und Inhalte Bescheid zu wissen. Allerdings ergibt es sich in der Behandlung des Stotterns nicht selten, dass auf Aktuelles besonderer Bezug genommen werden muss. Vieles in der Stottertherapie lässt sich nicht vorhersagen und so kommt es, dass der Therapeut sich immer wieder dem zuwenden muss, was sozusagen auf den Tisch kommt.

Die Flexibilität und Reaktionsbereitschaft des Therapeuten ist vor allem, wenn es um die Persönlichkeit des Patienten geht, gefragt. Die Fähigkeit, spontan auf Fragen eingehen zu können und Stundenplanungen innerhalb von Minuten umzuwerfen ist genauso notwendig wie die Sicherheit, Überblick und Struktur für das Gesamtkonzept im Auge zu behalten, um aktuell gewinnbringend weiter zu kommen. Ich möchte ein Beispiel für eine Therapieeinheit beschreiben, auf die sich der Therapeut ausführlich vorbereitet und auf die er sich gedanklich gut eingestellt hat. Neben einem Warming up zu Beginn der Stunde hat sich der Therapeut vorgenommen, eine Übung zur Anwendung von Gestik und Blickkontakt durchzuführen. Das Videogerät steht bereit, um die Übung aufzuzeichnen und um nach der Übung ein Feedback zu ermöglichen. Allerdings beginnt der Patient bereits während des Warming up Trauer über die ernste Erkrankung seines Vaters zu äußern und stellt dem Therapeuten dazu Fragen, auf die dieser spontan keine Antwort hat. Es wäre in dieser Situation hilfreich, wenn der Therapeut über ein Potenzial an Flexibilität verfügt, sein Stundenkonzept umzuwerfen und auf Aktuelles eingehen zu können. Ferner wäre es günstig, wenn er die Bereitschaft hat, Lücken zuzugeben oder auch Pausen entstehen zu lassen. Niemand kann auf alle Fragen sofort und spontan eine richtige Antwort geben.

Im Therapiealltag erlebe ich immer wieder, dass vor allem Therapieanfänger sich in diesem Moment gedrängt fühlen, erschöpfende Antworten auf die an sie gerichteten Fragen zu geben, obwohl sie sich nicht sicher sind, ob sie es überhaupt richtig wissen.

In einem solchen Fall wäre es für den Therapeuten sicher besser, darauf hinzuweisen, dass er sich erkundigen wird und in der nächsten Stunde auf diese Fragen Bezug nehmen möchte. Besser als spontan etwas zu sagen, was möglicherweise nicht ganz richtig ist.

Auch der Mut zur Pause ist ungeheuer wichtig. In dem Gefühl, als Anleiter einer Therapieeinheit stets alles unter Kontrolle haben zu wollen, antworten manche Therapeuten oft eher etwas zu schnell auf schwierige Fragen, die an sie gerichtet werden. Der Stress, der in einem solchen Moment bei einem Therapeuten entstehen kann, ist nicht unerheblich und trägt sicher nicht zu einem entspannten Fortgang einer Behandlungseinheit bei. Also: *„da muss ich erst einmal darüber nachdenken"* ist wesentlich ehrlicher, echter und spannungsfreier, als der Druck, eine passende Antwort parat haben zu müssen. Mit unseren Patienten arbeiten wir nicht selten am Mut zur Pause, an der Bereitschaft, vor dem Sprechbeginn eine spannungslösende Ruhe zu erleben – diesen Mut zur Pause müssen manche Therapeuten selbst erst erlernen.

Mit „*Schauen wir mal*" ist eine Flexibilität beschrieben, die dem Therapeuten in vielerlei Hinsicht Ruhe und Gelassenheit ermöglicht und ihn fortbringt von dem Gedanken, stets alles steuern und blitzschnell auf Neues reagieren zu müssen. Das Potenzial an Problemlösungsmöglichkeiten ist auch in unseren Patienten vorhanden, nur müssen wir Therapeuten es unsere Patienten auch in die Behandlung einbringen lassen. „*Schauen wir mal*", das hat schon oft dazu beigetragen, eine fast schon verfahrene Situation wieder in eine Richtung zu bewegen, schauen wir mal, was unser Patient dazu zu sagen hat, schauen wir mal, was er daraus macht, schauen wir mal, was mir noch alles einfällt, schauen wir mal, was die Zeit bringt.

Übrigens hat das *„schaumermal"* auch eine Fortsetzung : *„dann seh' mer scho"*. Für die Behandlung des Stotterns eine Einstellung von herausragender Bedeutung.

Männerthemen

In der Logopädie und der Sprachheilpädagogik gibt es überwiegend weibliche Therapeuten. Die weitaus meisten stotternden Patienten dagegen sind männlich – gibt es da unüberwindliche Hindernisse? Aus den bisherigen Ausführungen ist zu erkennen gewesen, dass kommunikationsgestörte Menschen einen Therapiepartner brauchen, der ihnen sehr nahe steht und mit dem sie vieles besprechen können, was ihnen Probleme bereitet. Wie ist es nun, wenn sich ein Stotternder über „Männerthemen" austauschen möchte? Wird er sich trauen, seiner Therapeutin über seine Kontaktscheu zu Frauen zu berichten?

Ich konnte hin und wieder beobachten, dass manche Stotternde sich in der Therapiesituation den Therapeutinnen gegenüber etwas gehemmt verhielten. Sie waren einfach nicht in der Lage, mit den (meist jungen) Frauen über einige wichtige Anteile aus ihrem Leben so zu sprechen, wie sie es sich vielleicht gewünscht hätten.

Wir haben bereits festgestellt, dass die Behandlung des Stotterns sich nicht nur auf das Training der Sprechwerkzeuge und der Atmung beschränken kann – in die Gespräche sollen auch viele persönliche Anteile des Patienten einbezogen werden. Viele erwachsene Männer, die als Stotternde zu mir in die Therapie kommen, haben ernsthafte Kontaktprobleme, vor allem mit Frauen. „Meine Männer" können mit mir ungehemmter über ihre Kontaktscheu zu Frauen sprechen, als sie das mit meinen Studentinnen tun. In meinen gelegentlich stattfindenden Seminaren mit dem Thema „Stottern und Partnerschaft" für stotternde Männer zeigte sich deutlich, wie gegenwärtig und problembeladen der gesamte Bereich Liebe, Partnerschaft und Sexualität für viele meiner Patienten ist. Die meisten Teilnehmer waren froh, dass sie über dieses Thema nicht nur mit einem Mann, sondern auch ausschließlich unter Männern sprechen konnten. Männer sprechen dieselbe Sprache.

Organisatorisch ist es oft nicht anders zu machen, aber es ist sicher hin und wieder angebracht, sich darüber Gedanken zu machen, ob der jeweilige Patient möglicherweise bei einem Kollegen besser aufgehoben wäre. Und natürlich gab es auch bei uns immer wieder stotternde Mädchen und Frauen, die mit mir als Mann nicht alles besprechen konnten und die sich deshalb bei unseren Therapeutinnen besser aufgehoben fühlten.

Weitere Aspekte

Stottern - eine Sucht?

In einer Therapie macht der Patient in der Regel immer häufiger positive Erfahrungen mit seinem neuen Sprechen, erlebt aber auch immer wieder Einbrüche, die er als Rückfall bewertet. Vor allem in der gewohnten Umgebung, daheim bei Eltern, Geschwistern, Freunden und Bekannten, verfallen viele Stotternde wieder in ihre gewohnte Sprechweise. So mancher Stotternde bringt in gewohnter Umgebung weniger Konzentration zur Aufrechterhaltung des flüssigen Sprechens auf, obwohl Laien gerade hier erwarten würden, dass die Anwendung des flüssigeren Sprechens leichter gelingen sollte als in Sprechsituationen mit einem höheren Anforderungsgrad und einem erhöhten kommunikativen Stress.

Eine Patientin, die in Nürnberg studierte und deren Eltern im Rheinland wohnten, erzählte uns: *„Wissen Sie, wenn ich in Nürnberg bin, dann habe ich kaum Mühe, flüssig zu sprechen. Aber wenn ich dann mal nach Hause fahre, dann reicht mir bereits der Anblick vom Ortsschild – und ich merke, wie mein Stottern wieder auftaucht. Bis ich dann daheim aus dem Auto steige, ist es wieder voll da. Ach, herrjeh, manchmal kommt mir das so vor... das Stottern, das ist wie eine Sucht".* Diese Patientin war nicht die einzige, die solche Gedanken geäußert hat, es gab in der Folgezeit mehrere ähnliche Anmerkungen.

Nun wird unter einer Sucht allgemein die zwanghafte Ausübung einer bestimmten Verhaltensweise zur Befriedigung von Trieben in Verbindung mit schädigenden Auswirkungen auf Leib und/oder Psyche verstanden. Weiterhin sind Süchte dadurch gekennzeichnet, dass sie Ausdruck von Ängsten sind sowie nach steigenden Dosen verlangen. Allerdings werden gemeinhin auch solche Zustände als Süchte bezeichnet, in denen auf die gleichmäßige Dauergabe eines Stoffes nicht mehr verzichtet werden kann, selbst wenn es relativ geringe Mengen sind. Hier sind steigende Dosen nicht obligat.

Werfen wir einen Blick auf die Alkohol- oder Nikotinsucht. Auch hier sind steigende Dosen nicht unentbehrlich, aber der Konsument will nicht mehr ohne leben. Der Alkohol- und Tabakkonsument gibt seine Sucht nicht so gerne zu und tut sich mit der Bezeichnung „Gewohnheit" leichter als mit dem Begriff „Sucht". Stottern kann auch so eine Gewohnheit werden. Gewohnheiten sind es, die so viele Menschen sich wünschen und die sie aufrechterhalten wollen. Gewohnheiten bieten ihnen Vertrautes und Sicherheit. Sie verhindern Überraschungen und ein sich Neu-Einstellen-Müssen auf Unbekanntes. Dieses Unbekannte ist für den Stotternden das symptomreduzierte Sprechen.

Nach einer bestimmten Therapiedauer sind fast alle Stotternden in der Lage, bei Hinwendung der Aufmerksamkeit auf den Sprechakt flüssiger zu sprechen. Das führt sogar so weit, dass zu Beginn der Gesprächseinheit die Anweisung *„bitte sprechen Sie jetzt einmal flüssig"* genügt und der Patient sich daran hält. Er bemüht sich um eine erhöhte Konzentration, die es ihm ermöglicht, sein Stottern im Griff zu behalten, und dies ohne Rhythmusverrenkungen, sondern mit einer ruhigen, betonten, eben ganz einfach natürlichen Sprechweise. Ist dagegen die Übungssequenz vorbei und der Patient wird gebeten, über den Erfolg der soeben flüssig vorgetragenen Gesprächseinheit zu reflektieren, kommt es bei vielen Stotternden vor, dass sie wieder mit dem vertrauten Stottern einsetzen.

Diese Erfahrungen belegen, wie stark das Gewohnte, wie fixiert das Stottern ist. Am leichtesten gelingt es in neuer Umgebung, flüssiger zu sprechen. Kaum ist der Patient wieder zuhause zu Besuch oder bei seinen alten Freunden, verfällt er wieder in sein gewohntes Sprechen, in sein Stottern, seine Sicherheit. Denn bei den Mitmenschen, die ihn von früher her kennen, war er schon immer der Stotternde und fällt mit seinem Stottern gar nicht mehr auf. Im Gegenteil, er würde mit einer neuen, flüssigeren Form des Sprechens erst auffällig werden, zumindest vorübergehend. Ein Grund zur Aufrechterhaltung des unflüssigen Sprechens ist also das Verharren im gewohnten Lebensumfeld.

Bei manchen Stotternden kann die Kommunikationsstörung durchaus einen sucht-ähnlichen Zustand annehmen. Die meisten Patienten können etwas gegen ihr Stottern unternehmen, manche tun es jedoch nicht konsequent. Sie brauchen therapeutische Hilfe, aber keine Pillen gegen ihr Stottern, obwohl sie die sicher lieber hätten. Sie brauchen eine aufwändige, langfristige Betreuung, um ihrer „Sucht", dem Stottern, zu entkommen, damit sie eine andere Einschätzung abgeben können als ein Patient, der während einer laufenden Therapieserie einmal ein ganzes Wochenende lang zu seiner eigenen Verwunderung völlig flüssig sprach. Dieser Patient meinte dann am darauffolgenden Montag: *„Es war, als ob ein Stück von mir gestorben wäre und es wurde mir irgendwie ganz unheimlich dabei".* Ihm war das Unbekannte, das Neue unheimlich geworden. Er hat sich ganz schnell wieder in sein vertrautes Stottern geflüchtet.

Bei vielen unserer Patienten kann das Stottern tatsächlich wie eine Sucht erscheinen, von der sie sich nur in langfristiger, und bisweilen auch anstrengender Arbeit wieder lösen können. Und genauso, wie es „Trockene Alkoholiker" und „Kalte Raucher" gibt, fühlt sich das für viele unserer Patienten so an, als seien sie „Flüssige Stotternde".

Veränderungen zulassen

Die meisten meiner Patienten berichten, dass sie flüssiger oder sogar völlig symptomfrei sind, wenn ihnen einmal so richtig „der Deckel hochgeht". Im Zank und Streit, der noch eine ganze Weile eher still abläuft, wo eigentlich eher etwas „fies" gestritten wird, da sind bei vielen Stotternden die Symptome deutlich stärker, und es scheint sich zu bestätigen, dass ein Für-sich-Behalten des Ärgers das Stottern verstärkt. Wenn aber einmal so richtig die Fetzen fliegen, wenn es laut wird, dann sind die Stotterblocks meistens weg. Wie in einem Dampfdrucktopf köchelt erst einmal alles ein wenig vor sich hin. Dann aber plötzlich hebt der Deckel ab, und das macht flüssiger. Flüssiger, weil expressiver. Für mich ein deutlicher Hinweis auf die Wichtigkeit für Stotternde, Ärger richtig heraus zu lassen.

Was in diesem Zusammenhang viele Menschen nicht gelernt haben, ist zum Beispiel

- Zielgerichtetheit und Klarheit zu trennen von Starrheit und Härte
- Kritik als etwas Wertvolles anzunehmen
- Richtig zu streiten
- Fehler zuzugeben aus Angst vor Bestrafung
- Ins Gefühl zu gehen
- Bedürfnisse zu äußern
- Gefühle zu zeigen und zu verbalisieren

Alle diese Punkte sind natürlich nicht nur für viele Stotternde von großer Bedeutung, sondern auch für viele Nicht-Stotternde.

Starrheit und Härte sind Eigenschaften, die mit dem Stottern gekoppelt ziemlich häufig vorkommen. Wie ich bereits beschrieben habe, haben viele meiner Patienten einen Hang zur Härte – nicht nur gegen andere, sondern vor allem gegen sich selbst. Gerade für die Therapie des Stotterns ist es aber von großer Bedeutung, einen Zugang zu Wärme und Weichheit zu erarbeiten, denn nur darüber führt der Weg zu einem fließenderen Sprechen. Es wäre also durchaus passend, mit dem Stotternden den Unterschied zwischen Klarheit und Härte zu besprechen und im Rollenspiel dann auszuprobieren. Danach kann der Patient sich daran machen, beides im Alltag voneinander zu trennen und Klarheit zukünftig anwenden und im Gegenzug die Härte möglichst weniger werden zu lassen.

Auch geäußerte Kritik lässt viele Stotternde im Symptom verharren und in Ratlosigkeit versinken. In diesem Fall ist es wichtig, dass der Therapeut mit dem Patienten herausstellt, dass Kritik häufig an Menschen geäußert wird, die einem irgendwie nahe stehen und das eigentlich auch in Zukunft sollen.

Alle Menschen haben irgendwo Energiequellen, die sie gelegentlich anzapfen, um den Alltag bewältigen zu können. Energie, die sie erhalten, um sie für energiezehrende Verhaltensweisen oder Ereignisse im Leben einzusetzen.

Es ist für Stotternde ganz wichtig, sich dieser Energiequellen bewusst zu werden, und genauso wichtig ist es, herauszustellen, wo im Leben besonders viel Energie verbraucht oder gebunden wird. Die Therapie selbst und Erfolgserlebnisse stellen bereits eine Möglichkeit für Stotternde dar, allerdings steht auch bereits zu Beginn der Behandlung fest, dass diese Quelle nur vorübergehend sprudeln wird. Der Patient könnte sich auf die Suche nach neuen Ressourcen machen. Oft werden dabei Möglichkeiten wieder entdeckt, die bereits in früheren Zeiten genutzt wurden, mittlerweile aber in Vergessenheit geraten sind. Alte Hobbies neu zu entdecken, alte Freundschaften wiederzubeleben, neue Aktivitäten zu ergreifen, Kontakte zu schließen, sich dem Leben zu öffnen, hindernde Beziehungen respektvoll zu beenden, neue zu beginnen oder aus hindernden, eingefahrenen Beziehungen fördernde zu machen, mit alten, hinderlichen Überzeugungen Schluss machen, etwas Neues auszuprobieren – Veränderungen zuzulassen kann wunderbare neue Energien freisetzen.

Elektronische Sprechhilfen

Bereits seit den fünfziger Jahren des 20. Jahrhunderts ist bekannt, dass eine verzögerte auditive Rückmeldung der eigenen Sprachsignale bei Flüssigsprechern deutliche Elemente des Stotterns hervorrufen kann. Dieses nach seinem Entdecker als Lee-Effekt bezeichnete Phänomen lässt Flüssigsprecher Laut- und Silbenwiederholungen, sowie Blockierungen produzieren, wenn sie mittels eines Kopfhörers ihre eigene Stimme zeitlich verzögert hören (Lee, B. in Fiedler/Standop, Stottern 1994). Das Gegenteil tritt ein, wenn Stotternde ihre Äußerungen zeitlich verzögert hören – die Symptome werden weniger häufig und weniger heftig. Seit den sechziger Jahren macht man sich das zunutze und versucht, mittels verzögerter auditiver Rückkoppelung (VAR) Stotternde zu einem flüssigeren Sprechen zu bringen. Dazu benötigt man ein Gerät, das über eine Aufnahme- und eine Abspielmöglichkeit verfügt. Ich habe noch ein altes Gerät in meinem Büro, das über eine Tonband-Endlosschleife und einen Aufnahme- sowie mehrere Wiedergabeköpfe verfügt. Das Gerät war bereits total veraltet, als ich 1983 in Erlangen angefangen hatte, aber ich habe es gelegentlich mit Studierenden und mit Patienten ausprobiert. Die Effekte waren jedes Mal wie die oben beschriebenen. Aus der Sicht eines Flüssigsprechers kann man diese verzögerte Rückkoppelung eigentlich nur als ziemlich nervig bezeichnen. Man muss sich um eine erhöhte Konzentration und um ein deutlich verlangsamtes Sprechen bemühen, um nicht durcheinander zu geraten und artikuliert alle Laute automatisch wesentlich deutlicher. Und hier setzt der nutzbare Effekt für die Therapie des Stotterns ein: auch zum Teil schwer Stotternde konnten mit diesem Gerät zu einer deutlich verflüssigten Form des Sprechens gelangen. Durch die Größe des Gerätes und sein hohes Gewicht war eine Benutzung im Alltag natürlich unmöglich. Perkins (in Fiedler/Standop 1994) hat solche Geräte seit den siebziger Jahren benutzt, um mit den Stotternden eine Form von gedehntem und deutlicherem Sprechen zu erreichen. Das Ziel war aber, das Gerät immer weniger wichtig zu machen und schließlich ganz darauf zu verzichten.

Heute gibt es durch die Miniaturisierung elektronischer Geräte die Möglichkeit, den Effekt der verzögerten auditiven Rückkopplung mittels eines Hörgerätes zu nutzen. Entweder als HdO-Gerät (Hinter dem Ohr) oder als IdO-Gerät (In dem Ohr) gibt es kleine, ziemlich unauffällige Geräte, bei denen sich die bevorzugte zeitliche Verzögerung und die angenehmste Lautstärke individuell anpassen lassen. Ich habe ein solches Gerät gekauft und es bereits gelegentlich mit Patienten angewendet. Bei einzelnen Stotternden zeigt sich kaum eine Veränderung des Sprechens, aber häufig ist das Ergebnis wirklich überraschend. Ich habe schon bei einigen deutlich bis schwer stotternden Patienten eine erhebliche Reduzierung der Symptomatik erlebt. Ich bin mit diesem Gerät noch in der Erprobungsphase, aber bislang lässt sich Folgendes dazu feststellen:

- Eine Reduzierung des Stotterns bis gegen Null ist möglich.
- Die Artikulation wird deutlicher.
- Der Effekt tritt nur auf, wenn man das Gerät trägt und eingeschaltet hat.
- Wird das Gerät abgeschaltet oder abgenommen, ist kein Übungseffekt erkennbar.

Eine mögliche Nutzung empfiehlt sich für Leute, bei denen in speziell ausgesuchten Situationen ein flüssigeres Sprechen besonders wichtig ist – beispielsweise während eines Vortrages, eines Bewerbungsgespräches oder beim Telefonieren.

Was wünschen sich Stotternde von ihren Mitmenschen?

Dieses Kapitel beschreibt einige in den Therapiesitzungen geäußerte Wünsche von Stotternden an ihre Mitmenschen aber auch an ihre Therapeuten. Genauso wenig wie es „Den Stotternden" gibt, gibt es „Seine Wünsche". Es handelt sich hier um durchaus unterschiedliche Bedürfnisse, die von Stotternden geäußert wurden und die ich einmal als Beispiele festhalten möchte.

Viele Stotternde machen die Erfahrung, dass andere Menschen für sie die Worte aussprechen, während sie mit einem Block kämpfen – ihnen wird „Das Wort aus dem Mund genommen". Die Mehrzahl der Befragten gab dazu an, dass es ihnen lieber wäre, aussprechen zu dürfen, selbst wenn dabei relativ heftig und viel gestottert wird. Allerdings sind mir auch immer wieder Stotternde begegnet, die die Hilfe von außen als sehr hilfreich empfanden, ja sogar ganz deutlich dem Zuhörer über nonverbale Signale zu verstehen gaben, er möge das Wort für sie doch bitte zuende sprechen, zum Beispiel über Blickkontakt oder über den Abbruch der Rede.

Für Stotternde und deren Angehörige oder Bekannte ist es zunächst wichtig zu wissen, dass in jeder Kommunikation „mitgegangen" wird. Die Äußerungen des Sprechers wirken aktuell auf den Zuhörer ein und dieser erlebt eine Art inneres Mitsprechen dabei. Wenn der Sprecher innerhalb eines Satzes plötzlich verstummt, ist es ein völlig normales Zuhörerverhalten, dieses Wort nach einer kurzen Pause auszusprechen. Häufig entspricht das vom Zuhörer vervollständigte Wort dann auch der Intention des Verstummenden und alle Menschen erleben hin und wieder Situationen, in denen ein Sprecher nach einem Wort ringt, nicht etwa wegen eines Stotterns, sondern weil es ihm nicht einfällt. Das vom Zuhörer ausgesprochene Wort kann als Hilfe erlebt werden und der Sprecher redet – dankbar für die Unterstützung – weiter.

Bei Stotternden funktioniert dieses Muster oft nicht – sie wissen ja, was sie sagen wollen, sie können es nur nicht aussprechen und kämpfen noch mit dem Block. In dieser Situation kann jedes Vervollständigen eines Wortes oder Satzes für den Stotternden wie eine kleine Niederlage sein (*„Wieder nicht geschafft"*). Es mag gelegentlich Stotternde geben, die die erwähnten Hilfestellungen des Zuhörers bevorzugen, weil sie „gerettet werden" und es in der Rede weiterführt. Die meisten befragten Stotternden wollten jedoch ihre

Worte selbst aussprechen. Ich rate dazu, den Stotternden grundsätzlich aussprechen zu lassen, und wenn es noch so lange dauert. Das Bemühen des Zuhörers, das intendierte Wort auszusprechen, kann natürlich auch zu Missverständnissen führen, indem das Wort nicht das war, welches der Stotternde sagen wollte und dann kann es peinlich werden. Ein weiterer Grund, Stotternde ausreden zu lassen.

Viele Stotternde äußern den Wunsch, dass ihre Zuhörer ihnen Zeit geben mögen und dieses auch zeigen, indem sie geduldig und ruhig dabeibleiben, wenn das Stottern auftritt. Bei manchem Stotternden schwächt sich das Stottern bereits ab, wenn sie mit einem Menschen sprechen, der eine ruhige Art hat.

Wichtig ist also, dass der Zuhörer dem Stotternden nicht etwa *„Ganz ruhig!"* sagt, weil das eigentlich die Grundspannung eher noch erhöht und den Stotternden noch nervöser machen kann, sondern dass er ihm vermittelt *„Ich bin jetzt hier bei Dir."* Das muss keineswegs verbal geschehen.

Nicht selten erlebe ich von Patienten den Wunsch nach einem „Tritt", der weiterbringen oder wachrütteln soll. Der Therapeut sollte sich fragen, ob er dazu bereit ist. Manche Menschen haben echte Schwierigkeiten, von sich aus in Gang zu kommen. Aber – ist es denn nicht deren eigener Weg, den sie beschreiten?

Es gibt hier und da Therapieinstitutionen, wo ganz gerne mit (imaginären) Tritten und (echten) Kopfnüssen gearbeitet wird oder zumindest wurde. Was mich sehr erstaunt hat, war, dass ein Patient von mir eine solche Institution durchlaufen hatte und völlig begeistert von dieser rüden Art der Behandlung zurückkam. Einen Monat nach Absolvierung der Intensivtherapie, die über ein paar Wochen ging, sprach dieser Patient tatsächlich annähernd symptomfrei und war darüber sehr froh – das neuerdings vorhandene nervöse Zucken des rechten Beines, das rhythmisch mit dem Sprechen auftrat, bemerkte er gar nicht.

Es ist Aufgabe des Stotternden, seine Mitmenschen mit zunehmender Therapiedauer vermehrt über seine Wünsche an deren Kommunikation zu informieren. Dabei kann der Patient nicht nur für eine angenehmere Art des miteinander Kommunizierens werben, sondern auch Öffentlichkeitsarbeit zum Thema Stottern betreiben.

Stationäre und ambulante Therapien

Es gibt in der Bundesrepublik Deutschland und im benachbarten Ausland eine ganze Reihe von Einrichtungen, in denen Stotternde eine stationäre Behandlung mitmachen können. Gelegentlich wird von solchen Institutionen eine großspurige Werbung betrieben, die dankbar angenommen von „Gesundheitsillustrierten" gerne veröffentlicht wird. Manche dieser Institutionen machen eine ganze Menge Wind und verweisen auf ihre Erfolgsstatistiken, doch genauer betrachtet erweisen sich solche Statistiken selten als hieb- und stichfest. Wenn es darum geht, den Flüssigkeitsanteil in der Rede eines Stotternden in der Übungssituation zu messen, wird wohl jeder Therapeut ein Ergebnis von über 90% erreichen. Immer wieder ärgerlich ist es, solche Statistiken vorgelegt zu bekommen, in denen keinerlei Alltagsrelevanz zu erkennen ist.

Ich habe einmal einen Vortrag gehört, in dem eine Therapeutin alle Patienten, von denen sie nie wieder etwas gehört hat, als geheilt in ihrer Statistik geführt hat. Wenn das so einfach wäre. Als ob keiner von denen, die sich nie wieder gemeldet haben, in eine andere Behandlung hätte gehen können. Stationäre intensive Therapieserien können einen sehr konzentrierten Einstieg in die Behandlung ermöglichen, müssen aber unbedingt anschließend weitergeführt werden, und zwar über eine ambulante Weiterbetreuung oder wenigstens über regelmäßige Telefonsprechstunden.

Bei der ausschließlich ambulant angebotenen Behandlung wird es für einen Einstieg eventuell nicht ausreichen, einmal pro Woche einen Termin wahrzunehmen. Lässt es sich organisieren, empfiehlt es sich, bei Beginn der Behandlung für die Dauer von etwa vier bis sechs Wochen zwei bis drei Termine pro Woche einzurichten, um dann mit zunehmender Therapiedauer die Abstände zwischen den einzelnen Stunden zu verlängern. Langfristig gesehen verspricht die ambulante Behandlung, die je nach Patient Monate bis Jahre dauern kann, sicher den größten Erfolg.

In dem Bemühen um eine möglichst breitgelagerte ambulante Versorgung aller Patienten führen viele Praxen für Kommunikationsstörungen ausschließlich einmal pro Woche eine Therapiesitzung mit jedem Patienten durch. Es wäre sicher effektiver, mit neuen Patienten öfter als nur einmal pro Woche zu arbeiten. Dadurch würde sich auch die Gesamtbehandlungszeit verringern und schneller ein Therapieplatz für den nächsten Patienten frei werden.

Geben wir Acht bei Heilungsversprechen – es ist eine völlig überzogene Illusion, ein Stottern, das sich über viele Jahre ausgebildet und gefestigt hat, innerhalb von wenigen Wochen oder gar Tagen heilen zu wollen.

Faktoren, die den Therapieerfolg im Wesentlichen beeinflussen

An dieser Stelle möchte ich stichwortartig auflisten, welche Faktoren die Arbeit am Stottern im Wesentlichen beeinflussen können. Jeder Therapeut und jeder Stotternde kann sich über diese einzelnen Punkte detaillierte Gedanken machen. Im Therapieteil dieser Arbeit sind alle Faktoren bereits beschrieben, so dass hier nur noch eine Kurzvorstellung erfolgt.

1. Motivation und Kooperationsbereitschaft
2. Informationsstand und Anspruchsniveau
3. Selbst- und Fremdwahrnehmung
4. Reaktionen des Umfeldes
5. Dauer und Konstanz des Stotterns
6. Vermeideverhalten
7. Bisherige Therapieerfahrungen und -erfolge
8. Leidensdruck
9. Krankheitsgewinn
10. Sozialer Stand und Kontaktbereitschaft
11. Flexibilität
12. Bereitschaft zur Eigenverantwortlichkeit
13. Bereitschaft zur kritischen Eigenreflexion
14. Organische Defekte, Konzentrationsfähigkeit
15. Verhältnis Patient – Therapeut

Der Schweregrad des Stotterns, das heißt seine Ausprägung, ist dagegen meiner Meinung nach kein Faktor, der den Therapieerfolg beeinflusst. Keinesfalls kann aus der Schwere des Stotterns eine Prognose des Behandlungserfolges abgeleitet werden (s. auch

Sandrieser 2003). Ich habe schon Stotternde mit einem relativ leichten Stottern erlebt, die schier endlos lang an ihrem Sprechen arbeiten mussten und ich habe ebenso Patienten mit einem schweren Stottern sehr schnell Fortschritte machen sehen, also genau das Gegenteil von dem, was vielleicht von einem Laien erwartet worden wäre.

Schlussworte

Jeder Therapierende hat mit einem Stotternden einen Menschen in professionelle Betreuung genommen, der sich auf den Weg gemacht hat, etwas an seinem Verhalten und an seiner Persönlichkeit zu verändern. Der Entschluss, das eigene Kommunikationsverhalten zu ändern, zeigt Mut und Motivation, auch wenn diese Motivation für den Therapeuten nicht immer deutlich erkennbar ist. Es ist angebracht, dass der Therapierende den Mut des Patienten anerkennt und Respekt vor dem Prozess zeigt, den der Stotternde begonnen hat. Dieser Respekt zeigt sich in geduldiger Anteilnahme, was den zeitlichen und inhaltlichen Rahmen betrifft. Der Therapeut hat wenig Grund, Therapieerfolge als seine eigene persönliche Leistung zu identifizieren und ebenso wenig hat er Grund, Rückschläge und Motivationseinbrüche des Patienten persönlich zu nehmen. Der Therapeut sollte sich selbst eher als einen Wegbegleiter verstehen, nicht als einen Führer. Vom Therapeuten gemachte Angebote, die der Patient nicht annimmt oder nicht umsetzen kann, sind kein Grund, sich persönlich zurückgestoßen und abgelehnt zu fühlen. Freuen wir uns, wenn wir eine Arbeit mit einem Menschen mitmachen dürfen, die in hohem Maße Verantwortung beinhaltet – Verantwortung dem Stotternden gegenüber und Verantwortung sich selbst gegenüber. Freuen wir uns, wenn die Therapie in einem respektierenden und liebevollen Rahmen stattfindet, in der Patient und Therapeut ein ganz besonderes Verhältnis miteinander eingehen. Ein enges Arbeitsverhältnis, in dem beide an einer Sache arbeiten. Der gemeinsam eingeschlagene Weg verspricht spannend zu werden und in seinem Verlauf kann sich der Patient von so mancher Fessel befreien und sein Licht heller strahlen lassen.

Ich möchte an dieser Stelle allen Menschen danken, die mir bei der Entstehung dieser Arbeit hilfreich zur Seite gestanden haben. Der Kontakt, die kollegiale Nähe und gemeinsame Arbeit mit Prof. Wendlandt, Berlin, mit der inzwischen verstorbenen Susanna Hunziker aus Bern und Christiane Koch, Tübingen, haben mich nachhaltig beeindruckt. Mein Dank geht auch an Dr. Erika Decher, Dr. Friedemann Michold und Angelika Groth für das mühevolle Durcharbeiten des Rohmanuskriptes. Für die „heißeste" Phase der Erstellung des Buches danke ich meinen Kindern Leo für die leckeren Burger und die liebevolle musikalische Ablenkung zwischendurch, Hannes für die Einkäufe und das unerlässliche Fachsimpeln über Fußball, sowie Julie und Klara für das Gassi-Gehen mit dem Hund und die gebrachten Kaffeetassen. Gis danke ich für die Ruhe, die Nachsicht, den freien Rücken und die tage- und abendlangen Durchsichten des Manuskriptes.

Und noch eine allerletzte Geschichte zum Schluss:

Eine Patientin wartete vor meiner Bürotür auf mich und wurde in dieser kurzen Zeit von einem Mitarbeiter der Arbeitsmedizin, die im gleichen Haus untergebracht ist, angesprochen. Sie war ihm sympathisch und er lud sie ein, sich am Abend mit ihm zu treffen. Die Patientin sagte zu und kam kurze Zeit später schmunzelnd in den Therapieraum. *„Ja, Herr Decher, da haben Sie sich ja wieder 'was richtig Gutes ausgedacht." – „Äh, was meinen Sie?" – Na, den Mann da draußen. Den haben doch Sie auf mich angesetzt, richtig? Damit ich mal so ne Situation erlebe." – „Ich weiß nicht, wovon Sie reden." – „Ha, ha, hören Sie auf! Ich weiß genau, dass das kein echter Versuch war, mich anzubaggern. Den haben Sie doch hergeschickt." – „Hören Sie, ich habe wirklich niemanden gebeten, Sie anzusprechen." – „Äh, was? Oh nein, Mist! Jetzt hab´ ich eine Verabredung heute Abend! Und ich dachte, Sie stecken dahinter! Und Sie wissen wirklich von nichts? Ach, herrjeh. Der kommt mich heute Abend um acht abholen! Und ich habe überhaupt keine Ahnung wer das ist!"*

Eigentlich keine schlechte Idee...

Literaturempfehlungen:

Alexander, Gerda: Eutonie, Kösel 1981

Bernstein, Douglas / Borkovec, Thomas: Entspannungstraining - Handbuch der progressiven Muskelentspannung. Pfeiffer, München 1978

Bly, Robert: Eisenhans, Knaur 1993

Bley,M. / Mielke,R.: Taijiquan in der Stotterertherapie Sprache, Stimme, Gehör 3/93

Coblenzer, Horst / Muhar, Franz: Atem und Stimme Österr. Bundesverlag für Unterricht, Wissenschaft und Kunst, Wien 1976

DGPP u. DBL (Hrsg.): Stottern - Tagungsbericht Münster 1993

Decher, Michael: Kann Stottern zur Sucht werden? - Erklärungsmodell zur Aufrechterhaltung des Stotterns, Sprache, Stimme, Gehör 17 (1993)

Dell, Carl: Therapie für das stotternde Schulkind, BV SSH 1994

Fernau-Horn, Helene: Die Sprechneurosen, Hippokrates 1969

Fiedler, Peter / Standop, Renate: Stottern - Psychologie Verlags Union 4. Aufl. 1994

Fraser, Malcolm: Selbsttherapie für Stotterer, Bundesvereinigung Stotterer-Selbsthilfe e.V. 2.Aufl.1998

Grashey, Jonas: Das Recht am eigenen Bild nach KUG, Ludwig-Maximilians-Universität München, Seminar Medienlehre 2002

Gray, John: Männer sind anders. Frauen auch. Goldmann 1993

Haderlein, T., Wittenberg, Th., Decher, M., Nöth, E.: Automatische Stottererkennung mit Hilfe von Hidden-Markov-Modellen, in: Aktuelle phoniatrisch-pädaudiologische Aspekte 2000/2001

Ham, Richard: Techniken in der Stottertherapie, Demosthenes Verlag der BV Stotterer-Selbsthilfe e.V. 2000

Hildebrand, Maike / Kowalczyk, Charly: wenn ich fließend sprechen könnte, Schulz-Kirchner 1999

Hood, Stephen B.: An einen Stotterer (dt. Übers.der Originalausg. „To the Stutterer", Memphis, 1972), Bundesvereinigung Stotterer-Selbsthilfe e.V. 3. Aufl.1983

Johannsen, Helge S. / Schulze, Hartmut (Hrsg.) – Praxis der Beratung und Therapie bei kindlichem Stottern, Werkstattbericht, Verlag Phoniatrische Ambulanz Ulm 1993

Kollbrunner, Jürg: Psychodynamik des Stotterns, Kohlhammer 2004

Kuhr, Armin: Die verhaltenstherapeutische Behandlung des Stotterns: ein multimodaler Ansatz, Springer 1991

Kleinsorge, Hellmut u. Hansi: Intensivkurs für das Autogene Training, Gustav Fischer 1991

Müller, Else: Du Spürst unter Deinen Füßen das Gras, Fischer 1989

Müller, Else: Auf der Silberlichtstraße des Mondes, Fischer 1990

Natke, Ulrich: Stottern, 2. Aufl., Huber 2005

Palmer, Harry: ReSurfacing, Techniken zur Erforschung des Bewusstseins, J. Kamphausen, Bielefeld 1995

Sandrieser, Patricia / Schneider, Peter: Stottern im Kindesalter, 2. Aufl. Thieme 2003

Schultz, Johannes H.: Das Autogene Training 14. Aufl., Thieme 1973

Shoenaker, Theo: Stottern - ein zielgerichtetes Verhalten SSG 5/81

Sponsel, Rudolf: Kommunikationsregeln für nahestehende Menschen, Internet Publikation für Allgemeine und Integrative Psychotherapie Erlangen 2004

Starkweather, Woodruff /Givens-Ackerman, J.: Stuttering, Pro-Ed Studies in Communicative Disorders 1996

Van Riper, Charles: Die Behandlung des Stotterns (dt. Übers. des zweiten Teils der Originalausg. „The Treatment of Stuttering"1973), Bundesvereinigung Stotterer-Selbsthilfe e.V. 1.Aufl. 1986

Van Riper, Charles: Sprech-Stunde (dt. Übers. der Originalausg. „A Carreer in Speech Pathology" 1979) Ernst Reinhardt Verlag, München 1982

Wyatt, Gertrud L.: Entwicklungsstörungen der Sprachbildung und ihre Behandlung, Hippokrates 1973

Wendlandt, Wolfgang: Zum Beispiel Stottern, J. Pfeiffer Verlag, München 1984

Wendlandt, Wolfgang: Stottern ins Rollen bringen, Bundesvereinigung SSH e.V. 1994

© Michael Decher 2006